GESUNDER BABYSCHLAF

Prävention des Plötzlichen Säuglingstodes (SIDS) in Sachsen

D1722718

Paditz, E. (Hrsg.)

gemeinsam mit der
Arbeitsgruppe „SIDS-Prävention in Sachsen" des Sächsischen Staatsministeriums für Soziales,
Gesundheit, Jugend und Familie, der interdisziplinären Arbeitsgruppe Schlafmedizin Sachsen e. V.
und dem Sächsischen Hebammenverband e. V.

Ein Projekt unter der Schirmherrschaft des Sächsischen Staatsministers
für Soziales, Gesundheit, Jugend und Familie Dr. Hans Geisler und der Dresdner Kinderhilfe e. V.

Sponsoren:
Dresdner Neueste Nachrichten
Lions-Club Dresden-Centrum
Ladies Circle Dresden
Commerzbank Dresden
Arcor AG

Impressum:

Herausgeber:
Priv.-Doz. Dr. med. habil. Ekkehart Paditz
Vorsitzender Schlafmedizin Sachsen e. V. (interdisziplinäre Arbeitsgruppe zur Förderung der
Schlafmedizin in Sachsen), 01307 Dresden, Fetscherstraße 74, Klinik und Poliklinik für Kinder- und
Jugendmedizin der Medizinischen Fakultät Carl Gustav Carus der TU Dresden,
Telefon (03 51) 4 58 31 60, Fax (03 51) 4 58 43 99, mail: Ekkehart.Paditz@mailbox.tu-dresden.de

Mit Unterstützung der „Arbeitsgruppe SIDS-Prävention in Sachsen" des Sächsischen Staatsministeriums
für Soziales, Gesundheit, Jugend und Familie und des Sächsischen Hebammenverbandes e. V.

Schirmherrschaft über das Projekt:
Dr. Hans Geisler, Staatsminister für Soziales, Gesundheit, Jugend und Familie des Freistaates Sachsen,
gemeinsam mit dem Dresdner Kinderhilfe e. V.

Projektträger: Schlafmedizin Sachsen e. V.

Alle Angaben wurden vom Herausgeber sorgfältig geprüft.
Die Verantwortung für den Inhalt der einzelnen Beiträge liegt ausschließlich bei den Autoren.

Herstellung:
Druckerei und Verlag Christoph Hille, Dresden

Grafik: Bernd Hanke, BDG Dresden
Textbearbeitung Informationsblatt nach inhaltlichen Vorgaben der „Arbeitsgruppe SIDS-Prävention
in Sachsen": Alexander Lange, Dresden
Fotografien: Lennart Nielsson: „EIN KIND ENTSTEHT"/Mosaik-Verlag;
              Andreas Kunze, Dresden
Handling: graphic family, Dresden

ISBN-Nr.:   3-932858-59-X

INHALTSVERZEICHNIS Seite

BITTE BEACHTEN SIE AUCH DIE FOLGENDE SEITE!

Anhang

Grußwort

Sehr geehrte Damen und Herren,

der Plötzliche Säuglingstod stellt weiterhin die häufigste Todesursache jenseits der Neonatalperiode im ersten Lebensjahr dar. Im Regierungsbezirk Dresden ist es in den letzten Jahren gelungen, die SIDS-Rate deutlich zu senken.

Das Sächsische Staatsministerium für Soziales, Gesundheit, Jugend und Familie ruft deshalb alle Hebammen, Frauenärzte, Kinderärzte und weitere Interessenten auf, sich an dem auf mehrere Jahre angelegten Projekt zur SIDS-Prävention in ganz Sachsen zu beteiligen.

Gesicherte aktuelle Kenntnisse sollen nach dem Zielgruppenprinzip an möglichst viele junge Familien weitergegeben werden, um die SIDS-Häufigkeit im gesamten Freistaat Sachsen nachhaltig zu vermindern.

Experten aus Hannover, Heidelberg und Wien unterstützen uns dabei. Zusätzlich wird die Bundeszentrale für gesundheitliche Aufklärung in Köln in die Kampagne einbezogen.

Ihre Mitarbeit wird das Projekt tragen und möglichst vielen Familien den schmerzlichen Verlust ihres Babys durch den plötzlichen Säuglingstod ersparen helfen.*

Dr. Hans Geisler
Staatsminister für Soziales, Gesundheit,
Jugend und Familie

---

* Konzertierte Aktion zur Prävention des Plötzlichen Säuglingstodes (sudden infant death syndrome, SIDS) in Sachsen; Brief v. 2.7.2001 an Hebammen, Frauenärzte und Kinderärzte in Sachsen

Einleitung

Dank der Unterstützung des Sächsischen Staatsministeriums für Soziales, Gesundheit, Jugend und Familie wurden im Regierungsbezirk Dresden schon seit 1994 intensive Bemühungen zur Prävention des Plötzlichen Säuglingstodes unternommen, die mit Beginn des Jahres 2002 in aktualisierter Form auf ganz Sachsen ausgedehnt werden sollen. Kernpunkte dieser Kampagne sind:

1. **Vermittlung positiver Botschaften anstelle von Risikoszenarien: „Was meinem Baby gut tut",**

2. **Vermittlung präventiv wirksamer Informationen nach dem Zielgruppenprinzip auf drei Ebenen:**

   – **Übergabe eines Informationsblattes an junge Eltern** während der Schwangerenberatung, in der Entbindungsklinik sowie während der Vorsorgeuntersuchungen beim niedergelassenen Kinderarzt,

   – **Verstärkung dieser Informationen** durch die Kompetenz der Hebammen, Frauenärzte und Kinderärzte sowie durch Öffentlichkeitsarbeit in den Medien,

   – **Einrichtung eines Beratungstelefones** mit zwei Beratungsoptionen (gesunder Babyschlaf, Raucherberatung für Schwangere und junge Mütter); der Versuch, das mütterliche Rauchen während der Schwangerschaft

und während des ersten Lebensjahres des Kindes deutlich zu vermindern, wurde bisher auch international im Zusammenhang mit der SIDS-Prävention nicht unternommen. Da das Passivrauchen aber neben der Bauchlage den wesentlichen SIDS-Risikofaktor darstellt und da Erfahrungen zeigen, daß ca. 65% rauchender Schwangerer vom Rauchen entwöhnt werden können, soll dieses Element als aktives Hilfsangebot mit in die sächsiche Kampagne aufgenommen werden.

3. Obwohl es bisher nicht gelungen ist, das individuelle Risiko, am SIDS zu versterben, mittels polysomnografischer Untersuchungen im Kinderschlaflabor vorauszusagen, soll die besondere Qualifikation von Kinderärzten aus Schlaflaboratorien genutzt werden, derartige präventive Aktivitäten zu bündeln und voranzutreiben. Hierzu gehören auch

   – die Beratung von Familien, die bereits ein Kind am SIDS verloren haben,

   – die Organisation kompetenter Hilfe für trauernde Familien,

   – die Ermunterung zur gründlichen Autopsie verstorbener Kinder (die Kosten hierfür trägt das Sächsische Staatsministerium für Soziales, Gesundheit, Jugend und Familie),

- die Veranlassung von Stoffwechsel-
untersuchungen aus Proben des
neonatalen Screenings bei Verdacht
auf eine Fettstoffwechselstörung
(autoptischer Nachweis einer Le-
berverfettung als unspezifischer
Hinweis auf einen Betaoxidations-
defekt) sowie

- die Schulung von Ärzten, Rettungs-
sanitätern, Polizisten, Richtern und
Staatsanwälten, die mit SIDS-Fällen
konfrontiert werden.

In den folgenden Texten wird der aktuelle Kenntnisstand zu Fragen der SIDS-
Prävention in knapper und praxisorien-
tierter Form dargestellt. Der größte Teil
dieser Beiträge wurde am 18.8.2001 in
Dresden während einer gut besuchten
Fortbildungs-Veranstaltung vorgetra-
gen und intensiv diskutiert. Wir hoffen
sehr, daß diese Texte auf das Interesse
von Hebammen, Schwestern, Kinderkrankenschwestern, Frauenärzten, Kinderärzten und hausärztlich tätigen All-
gemeinmedizinern stoßen. Bitte zögern
Sie nicht, sich mit Anfragen, Anregungen und Kritiken an uns zu wenden.

Priv.-Doz. Dr. med. habil. Ekkehart Paditz
Vorsitzender Schlafmedizin Sachsen e. V.

Aktueller Kenntnisstand zur Prävention des Plötzlichen Säuglingstodes

CHRISTIAN F. POETS; Hannover

Der plötzliche Säuglingstod (sudden infant death, SID) ist nach wie vor die häufigste Todesursache im 1. Lebensjahr jenseits der Neugeborenenzeit; seine Ursache ist weiterhin unklar. Es gibt jedoch neue Erkenntnisse zur Pathophysiologie und zu vermeidbaren Risikofaktoren, die Auswirkungen auf die Prävention haben und daher im Folgenden kurz dargestellt werden sollen.

Pathophysiologie

Frühere Ansätze konzentrierten sich auf die Untersuchung großer Zahlen von Säuglingen im Schlaflabor mit dem Ziel, unter den später Verstorbenen Auffälligkeiten der Atmung zu finden, die eine zuverlässige Identifizierung von Risikokindern erlauben. Dabei waren verlängerte zentrale Apnoen (> 20 Sek.) überhaupt nicht zu beobachten, während obstruktive Apnoen, bei denen die Kinder Atembewegungen, aber keinen Lufteintritt an der Nase zeigen, in einer Untersuchung signifikant häufiger auftraten. Da hier jedoch vorwiegend Kinder mit ohnehin erhöhtem Risiko (Zustand nach lebensbedrohlichem Ereignis, SID-Geschwister) untersucht wurden, verboten sich Rückschlüsse auf gesunde Kinder. Eine Schlaflaboruntersuchung eignet sich insofern nicht zur Abschätzung des Kindstodrisikos bei einem gesunden Säugling. Auch einer verlängerten QT-Zeit, die sich in einer neueren prospektiven Untersuchung bei 50 % der später verstorbenen Säuglinge fand, kann keine entscheidende prädiktive Bedeutung zukommen, da es keinerlei Anhaltspunkte gibt, daß hierdurch ausgelöste Herzrythmusstörungen in der Pathogenese des plötzlichen Kindstodes eine Rolle spielen. Dies ergibt sich zum Einen aus der Auswertung von am Monitor aufgezeichneten SID-Fällen (s. u.), zum Anderen aus der Tatsache, daß sich bei 90–99 % aller Fälle Petechien finden, deren Auftreten die Persistenz eines intakten Kreislaufs noch im Stadium der Schnappatmung voraussetzt [1].

Neue Erkenntnisse ergeben sich aus der Auswertung von Aufzeichnungen von EKG und Atmung im terminalen Stadium eines plötzlichen Kindstodes, wie sie aufgrund des zunehmenden Einsatzes von Monitoren mit Aufzeichnungsmöglichkeit vor allem in den USA vermehrt zur Verfügung stehen. In einer ersten systematischen Auswertung solcher Aufzeichnungen zeigte sich, daß in 7 von 9 Fällen eine langsam progrediente Bradykardie primärer Alarmauslöser war. Fast zeitgleich kam es bei 7 Kindern zum Auftreten von Schnappatmung. Prolongierte Apnoen setzten dagegen meist erst etliche Minuten später ein. Da Schnappatmung erst bei einem arteriellen PO_2 von unter 10 mmHg auftritt, muß gefolgert werden, daß die Kinder beim Auftreten der Bradykardie, die den Monitoralarm auslöste, bereits ausgeprägt hypoxämisch waren. Die Ursache für diese schwere Hypoxämie und der Grund, warum Schnappatmung bei diesen Kindern nicht wie sonst zu einer „Selbst-Wiederbelebung" führte, bleiben bislang unklar [2]. Diese Daten haben insofern praktische Auswirkungen, als sie den Sinn einer Verordnung von Herz-Atem-Monitoren infrage stellen: wenn diese Geräte erst alarmieren, wenn der Säugling bereits Schnappatmung hat, ist vorstellbar, daß es für medizinische Laien schwer sein kann, die Kinder in diesem Stadium noch zu reanimieren. Wir sind nicht zuletzt deshalb dazu übergegangen, bei den wenigen Kindern, die noch ein Überwachungsgerät erhalten, grundsätzlich Pulsoximeter der neuen Generation, d. h. mit niedriger Fehlalarmrate, zu verordnen [3].

Vermeidbare Risikofaktoren

Mit der weitgehenden Vermeidung der Bauchlage als Schlafposition für Säuglinge ist es in Deutschland zu einem Rückgang der Inzidenz des plötzlichen Säuglingstodes (sudden infant death, SID) um ca. 50 % gekommen, d. h. von 1,5 auf 0,7/1000. Dies ist erfreulich; dennoch stellt sich die Frage, warum in Nachbarländern bzw. -regionen wie Holland, der Steiermark oder Norwegen ein Rückgang um ca. 90 %

erreicht werden konnte [4]. Der Grund liegt vermutlich darin, dass dort noch intensiver als in Deutschland und zudem auch vor weiteren vermeidbaren Risikofaktoren gewarnt wurde, die hier bislang nur wenig Beachtung fanden. In der Tabelle sind Zahlen aus aktuellen Studien zur quantitativen Bedeutung einiger potentiell modifizierbarer Einflußfaktoren zusammengefasst. Im Folgenden sollen diese Einflußfaktoren unter den Gesichtspunkten Beeinflußbarkeit, Plausibilität, quantitative Bedeutung und potentielle Nebenwirkungen infolge ihrer Vermeidung näher beleuchtet werden.

Schlafposition

Mit dem Rückgang der Bauchlagenprävalenz lassen sich differenziertere Daten zur Seit- und Rückenlage erheben. Dadurch konnte für mehrere Länder (u. a. England, Neuseeland, Australien, Holland, Norwegen) gezeigt werden, dass die Seitlage im Vergleich zur Rückenlage mit einem 2 bis 6-fach erhöhtem SID-Risiko behaftet ist (Tabelle 1). Dies liegt vermutlich daran, dass die Seitlage eine instabile Position ist, aus der die Kinder leicht in die Bauchlage rollen können. Hinzu kommt, dass die Bauchlage für Kinder, die an diese Schlafposition nicht gewöhnt sind, ein besonders hohes SID-Risiko bedeutet: in Neuseeland war das Risiko für diese Kinder um das 19-fache erhöht, während die Bauchlage für Kinder, die ständig in dieser Position schliefen, „nur" eine Risikoerhöhung um den Faktor 4,6 bedeutete [4].

9

Tab. 1:

Typischer Effektschätzer (Odds Ratio) für einige Einflußfaktoren auf den plötzlichen Kindstod *nach* Durchführung von Kampagnen zur Risikoreduktion [aktualisiert nach 1]

Elterliche Faktoren	Odds Ratio, multivariat (mit 95 % CI) †	
Rauchen der Mutter in der Schwangerschaft (> 20 vs. 0 Zig./Tag)	7,9	(3,9; 12,3)
Rauchen des Vaters (> 20 vs. 0 Zig./Tag)	3,5	(1,9; 6,6)
Rauchen beider Eltern (vs. beide Nichtraucher)	8,4	(5,1; 13,9)
viele vorausgegangene Schwangerschaften (> 2 vs. 0)	14,4	(8,3; 24,9)
wenige Schwangeren-Vorsorgeuntersuchungen (0–4 vs. > 9)	3,1	(1,9; 5,2)
Kindliche Faktoren		
Flaschenernährung *	4,5	(1,4; 14,7)
Schlafen in Bauchlage	9,0	(2,8; 28,5)
Schlafen in Seitlage	3,5	(2,1; 5,7)
Schlafen im Bett der Eltern (ganze Nacht)	4,4	(1,6; 12,0)
Schlafen im Bett der Eltern (Mutter Nichtraucherin)	2,6	(0,8; 8,2)
Schlafen im Bett der Eltern (Mutter Raucherin)	17,6	(7,6; 40.7)
Schlafen im Raum der Eltern (im eigenen Bett)	0,3	(0,2; 0,4)
Kopf durch Bettzeug bedeckt	21,6	(6,2; 75,0)
Schlafen mit Schnuller	0,4	(0,2; 0,7)
Schlafen unter dicker Bettdecke	3,5	(1,7; 7,1)

† CI, Confidenzintervall; multivariat = Risikoabschätzung nach Ausschluß potentieller Einflußfaktoren (Confounder). Ist die Untergrenze des Confidenzintervalls > 1,0, so bedeutet dies, daß die Risikoerhöhung durch den betreffenden Faktor signifikant ist. *kein sign. Risikofaktor in mindestens zwei anderen Studien.

Pathogenetisch kann die Bauchlage über mehrere Faktoren das SID-Risiko erhöhen: möglicherweise schlafen Säuglinge in Bauchlage „zu gut", d. h. Aufwachreaktionen, die einen Schutz vor einer bedrohlichen Situation wie z. B. einer Verlegung der Atemwege darstellen, erfolgen in dieser Position später als in Rückenlage; die Wärmeabgabe über den Kopf ist in Bauchlage eingeschränkt, und schließlich kann es eher zur Rückatmung oder einer Verlegung der Atemwege durch Einnehmen einer Gesichtslage kommen; in dieser Position werden ca. 1/3 aller an SID verstorbenen Kinder gefunden.

Die Schlafposition ist gut zu beeinflussen. So konnte für England gezeigt werden, daß dort die Prävalenz der Bauchlage innerhalb von vier Jahren von 59 auf 2 % zurückging, nachdem über die Massenmedien davor gewarnt wurde. In Deutschland wurden 1995 immer noch 10 % aller Säuglinge in Bauch- und über 50 % in Seitlage schlafen gelegt; neuere Zahlen liegen nicht vor. Für Großbritannien, Neuseeland und Skandinavien wurde berechnet, dass dort zwischen 18 und 37 % aller SID-Fälle vermieden werden könnten, wenn kein Kind mehr in Seitlage schlafen gelegt würde [4]. Eine konsequente Einführung der Rückenlage erscheint praktikabel und würde innerhalb kürzester Zeit zu einer deutlichen weiteren Senkung der Kindstodeszahlen führen.

Als wesentliches Argument gegen die Rückenlage wird immer wieder eine erhöhte Aspirationsgefahr angeführt. Umfangreiche Erhebungen in England haben jedoch gezeigt, dass es nach Einführung der Rückenlage als Regelschlafposition („back to sleep") *nicht* zu einem Anstieg der Todesfälle kam, die auf Nahrungsaspirationen zurückzuführen waren. In einer neueren Untersuchung konnten zudem gezeigt werden, dass die Schutzreflexe, die eine Aspiration von Mageninhalt verhindern sollen (Schlucken, Aufwachen), in Bauchlage schlechter funktionieren als in Rückenlage. Zudem kommt die Glottis in Bauchlage unterhalb des Oesophagus zu liegen, so dass hochgebrachte Nahrung in Bauchlage aufgrund der Schwerkraft direkt vor die Glottis fließt. Insofern führt ein Hochbringen von Mageninhalt in den Pharynx in Bauchlage vermutlich sogar eher zu einer Aspiration als in Rückenlage.

Während Frühgeborene bei noch instabiler Oxygenierung in den ersten Lebenswochen von der Bauchlage profitieren, sollten auch sie spätestens eine Woche vor Krankenhausentlassung in Rückenlage gebracht werden. Gerade bei Frühgeborenen ist die Bauchlage mit einer besonders starken Erhöhung des SID-Risikos behaftet.

Bedeckung des Kopfes durch Bettzeug

In zwei deutschen Erhebungen war die Bedeckung des Kopfes durch Bettzeug mit einer Odds Ratio von 45 bzw. 27 [4] assoziiert. Ähnlich hohe Effektschätzer wurden auch in internationalen Studien gefunden. Damit ist dies einer der am stärksten risikoerhöhend wirksamen Faktoren. Es ist denkbar, dass die extrem niedrige Kindstodrate in Holland (0,14/1000) wesentlich auf die dort übliche Verwendung von Schlafsäcken zurückzuführen ist, die ein „unter die Bettdecke rutschen" praktisch unmöglich machen.

Als Erklärung, wie dieser Faktor das SID-Risiko erhöht, kommen eine Rückatmung von CO_2, eine Verlegung der oberen Atemwege durch das Bettzeug und/oder eine Überwärmung durch die fehlende Wärmeabgabe über das Gesicht in Frage. Die praktische Beeinflußbarkeit dieses Risikofaktors und die Auswirkungen auf die SID-Inzidenz bei seiner kompletten Vermeidung sind bislang nicht systematisch untersucht worden. Nebenwirkungen sind von seiner Vermeidung jedoch sicherlich nicht zu erwarten.

Dass ein Säugling mit dem Kopf unter Bettdecke oder Kissen zu liegen kommt kann verhindert werden, indem das Kind so ins Bett gelegt wird, dass es mit den Füßen am Fußende anstößt, oder indem das Kind in Rückenlage in einen Schlafsack gelegt wird, der bis unter die Arme reicht, wie dies z.B. in Holland üblich

11

ist. Außerdem müssen Säuglingsbetten frei von Kissen u. ä. sein (Abb. 1).

Neue Daten zum Schlafort

Aus Neuseeland wurde 1996 erstmals berichtet, dass das SID-Risiko für Kinder, die im eigenen Bett, aber im gleichen Zimmer wie die Eltern schliefen, im Vergleich zu allein schlafenden Kindern auf ein Fünftel reduziert war (Odds Ratio 0,19, 95 %-Confidenzintervall: 0,08–0,45). Diese Daten wurden kürzlich in einer englischen Untersuchung bestätigt: dort hatten allein schlafende Kinder gegenüber solchen, die bei ihren Eltern im Zimmer schliefen, nach Kontrolle für potentielle Einflußfaktoren sogar ein 10-fach erhöhtes SID-Risiko [4]. Aus anderen Ländern liegen zu diesem Aspekt noch keine Daten vor.

Schlafen *im Bett* der Eltern wurde dagegen in einigen Ländern (Neuseeland, England) und auch in der westfälischen Kindstodstudie als *risikoerhöhend* nachgewiesen, und zwar vor allem dann, wenn die Eltern rauchten. Für Neuseeland wurde berechnet, dass dort die Kindstodrate um 26 % abnehmen könnte, wenn rauchende Mütter ihre Kinder nicht bei sich im Bett schlafen lassen würden.

Eine gute pathophysiologische Erklärung, warum das Schlafen im elterlichen Zimmer vor SID schützen soll, gibt es nicht; es ist allerdings denkbar, dass durch die Nähe zu den Eltern die Möglichkeit zunimmt, dass diese auch subtile Symptome bei ihrem Kind eher wahrnehmen. Bezüglich des Schlafens im Bett der Eltern werden Faktoren wie Überwärmung und stärkere Tabakrauchexposition diskutiert.

Nachteilige Auswirkungen sind – außer vielleicht einem unruhigeren elterlichen Schlaf – nicht zu erwarten, wenn ein Säugling mit im elterlichen Schlafzimmer schläft. Dieser protektive Faktor sollte sich zudem leicht einführen lassen.

Rauchen

Elterliches Rauchen ist derzeit der wichtigste potentiell vermeidbare SID-Risikofaktor. An seiner Prävalenz hat sich jedoch nichts geändert: in zwei Erhebungen, die wir 1991 und 1995 durchführten, blieb der Anteil der Mütter, die in der Schwangerschaft geraucht hatten, stabil bei 22 %. Hier sind neue Strategien gefordert, wie das Rauchverhalten junger Menschen beeinflußt werden kann, die vor allem früher als die übrige Aufklärung über vermeidbare Risikofaktoren einsetzen muß, d. h. bereits vor der Schwangerschaft. Zudem besteht bei zu starkem Betonen des Rauchens die Gefahr, daß bei den Betroffenen Abwehrmechanismen aktiviert werden, so daß sie nicht nur ihr Rauchverhalten nicht ändern, sondern auch weniger aufnahmebereit für andere Informationen über vermeidbare Risikofaktoren sind.

Pathogenetisch sind mehrere Arten denkbar, wie Rauchexposition, vor allem während der Schwangerschaft, das SID-Risiko erhöhen kann. Rauchexposition führt zu einer Unterdrückung der Erweckbarkeit auf verschiedene Stimuli. Hinzu kommt, daß Kinder von Müttern, die in der Schwangerschaft rauchten, mit kleineren Atemwegen auf die Welt kommen, was wiederum ein möglicher Faktor in der Pathogenese des SID ist. Hinzu kommt eine Adaptation der peripheren Chemorezeptoren an rezidivierende Hypoxie, wie sie in utero bei Feten rauchender Mütter häufig auftritt.

Überwärmung

Überwärmung kann das SID-Risiko erhöhen. Dies gewinnt vor allem in Bauchlage an Bedeutung, weil hier die Wärmeabgabe über den Kopf eingeschränkt ist [4]. Sowohl in der neuseeländischen als auch in zwei britischen Studien war ein Zudecken der Kinder mit stark wärmedämmenden Decken mit einem signifikant erhöhten SID-Risiko assoziiert, und zwar besonders dann, wenn die Kinder zusätzlich noch einen Luftwegsinfekt hatten. Auch das Beheizen des kindlichen Schlafzimmers über Nacht und das Tragen einer Mütze im Schlaf, die die Wärmeabgabe über den Kopf reduziert, waren mit einem erhöhten Risiko assoziiert. Als Pathomechanismus kommt hier am ehesten die bereits seit vielen Jahren bekannte Hemmung des Atemantriebs durch Überwärmung in Frage. Ob dieser Faktor durch systematische Aufklärung beeinflußt werden kann, ist plausibel, aber bislang nicht untersucht. Auch seine quantitative Bedeutung ist unklar. Da auch Unterkühlung vermieden wer-

den sollte, erscheint in diesem Zusammenhang wichtig, den Eltern Information über die richtige Raumtemperatur mitzugeben: 16–18°C sind genug. Ob es einem Säugling warm genug ist, prüft man am besten im Nacken zwischen den Schulterblättern: dort sollte sich die Haut warm, aber nicht verschwitzt anfühlen.

Stillen

Frühes Abstillen ist in einigen Studien mit einem erhöhten SID-Risiko assoziiert, in anderen verlor dieser Faktor Signifikanz, sobald für soziale Faktoren kontrolliert wurde. Da Stillen aber zahlreiche weitere Vorteile hat, ist es sicher sinnvoll, hierfür zu werben.

Schnullergebrauch

Schnullern wurde in mehreren Studien ein protektiver Effekt bezüglich SID zugeschrieben. Kürzlich wurde auch erstmals ein Mechanismus beschrieben, über den dieser Faktor plausibel wird, nämlich eine Senkung der Aufwachschwelle. Ansonsten ist schwer nachvollziehbar, wie Schnuller das SID-Risiko senken sollen, da sie spätestens fünf bis zehn Minuten nach dem Einschlafen in aller Regel aus dem Mund fallen. Zudem hat der Schnullergebrauch Nebenwirkungen: so wird die Stilldauer verkürzt und das Risiko für das Auftreten von Infekten der oberen Atemwege steigt [4]. Da zudem das SID-Risiko für Kinder, die *nie* einen Schnuller bekommen haben, nicht höher zu sein scheint als das von Kindern, denen immer ein Schnuller gegeben wird, ist meines Erachtens hier die Datenlage noch nicht ausreichend, um allgemein den Schnullergebrauch in Präventionsempfehlungen aufzunehmen.

Empfehlungen für Eltern

Aus der Verhaltensforschung ist bekannt, daß positiv besetzte Informationen bereitwilliger aufgenommen werden als negative. In einer kürzlich angelaufenen Wiener Aufklärungskampagne wurde deshalb der Schwerpunkt nicht, wie sonst üblich, auf die Warnung vor dem (angstbesetzten) plötzlichen Kindstod gelegt, sondern es wurde unter dem Motto aufgeklärt „was ist gut für mein Kind". Dieser Ansatz erscheint erfolgversprechend; die im Folgenden aufgeführten Empfehlungen, die sich aus den vorgenannten Überlegungen ableiten, wurden daher bewußt positiv formuliert. Die meisten der hier aufgeführten Empfehlungen finden sich auch in einer Stellungnahme der Akademie für Kinderheilkunde und Jugendmedizin vom Oktober 2000. Eine optimale Schlafumgebung illustriert Abbildung 1.

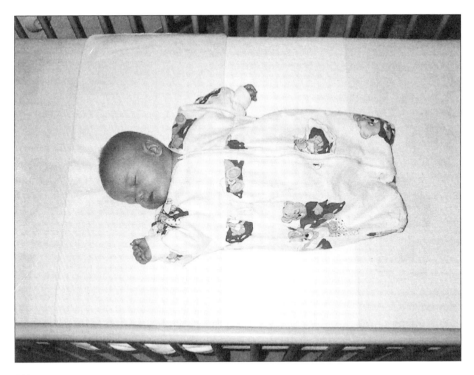

Abb. 1
Beispiel für optimale Schlafumgebung: Rückenlage, Schlafsack, feste Unterlage, keine Verwendung von Kissen, Kuscheltieren oder Bettumrandungen

Empfehlungen für Eltern von Säuglingen

- Legen Sie Ihr Kind zum Schlafen auf den Rücken.

- Achten Sie darauf, daß es nicht mit dem Kopf unter die Bettdecke rutschen kann. Kissen u. ä. gehören nicht ins Säuglingsbett.

- Lassen Sie Ihr Kind bei sich im Schlafzimmer, aber im eigenen Bett schlafen.

- Kühl ist besser: 16–18° Raumtemperatur und eine dünne Decke oder noch bessser ein Schlafsack sind genug. Im Zweifelsfall fühlen Sie zwischen den Schulterblättern, ob sich die Haut warm, aber nicht verschwitzt anfühlt: dann ist es ihrem Kind weder zu warm noch zu kalt.

- Achten Sie auf eine rauchfreie Umgebung für Ihr Kind.

- Stillen Sie so lange wie es Ihnen möglich ist.

- Nimmt Ihr Kind einen Schnuller, so sollte es diesen zu jedem Schlaf bekommen.

LITERATUR

1 POETS C. F.: Der plötzliche Kindstod. In: Lentze M. J., Schaub J., Schulte F. J., Spranger J. (Hrsg). Pädiatrie. Grundlagen und Praxis. Springer Verlag, Heidelberg 2000: 153–159

2 POETS C. F., MENY R. G., CHOBANIAN M. R., BONOFIGLO R. E.: Gasping and other cardiorespiratory patterns during sudden infant death. Pediatr Res 1999; 45: 350–354

3 POETS C. F.: Heimmonitoring bei Säuglingen mit erhöhtem Kindstodrisiko: Anregungen zu einem Überdenken der gegenwärtigen Praxis. Wien Klin Wochenschr 2000; 112: 198–203

4 POETS C. F., JORCH G.: Plötzlicher Säuglingstod: aktuelle Empfehlungen. Stellungnahme im Auftrag der Deutschen Akademie für Kinderheilkunde und Jugendmedizin. Monatsschrift Kinderhlkd 2000; 148: 1064–1066

QUELLENANGABE

Nachdruck mit freundlicher Genehmigung der Hans Marseille – Verlag GmbH München und Wien aus:
pädiatrische praxis 2001/2002, 60: 285–292

15

Prävention des Plötzlichen Säuglingstodes in Sachsen ab 2002

EKKEHART PADITZ; Dresden

unter Mitarbeit von BIRGIT LANGE, SEBASTIAN KEYMER, STEFAN SCHARFE, MARTINA PÖTSCHKE-LANGER, PETER LINDINGER, JOACHIM KUGLER, KATHRIN SCHAFF, JENS KRAMER; Dresden, Görlitz und Heidelberg

Der plötzliche Säuglingstod (SIDS, sudden infant death syndrome) stellt weiterhin die häufigste Todesursache im ersten Lebensjahr jenseits der Neonatalperiode dar. In Sachsen sind in den letzten zehn Jahren 147 Kinder am SIDS plötzlich und unerwartet gestorben, bundesweit waren jährlich ca. 600–800 Kinder von diesem Schicksal betroffen. Wir sind aufgefordert, die SIDS-Häufigkeit nachhaltig zu vermindern,

– da Deutschland im internationalen Vergleich hintere Ränge bezüglich der SIDS-Häufigkeit einnimmt,
– weil in zahlreichen Studien nachgewiesen wurde, daß die SIDS-Häufigkeit durch engagierte gesundheitserzieherische Kampagnen um 50–90% vermindert werden kann, so daß SIDS als eine weitgehend vermeidbare Erkrankung betrachtet werden kann sowie
– weil uns das Leid der betroffenen Familien durch das SIDS-Ereignis in Form von entsprechenden Trauerreaktionen (Helmerichs 2000) und oft auch in Form von langfristiger psychosomatisch bedingter Sekundärmorbidität (Saternus 1998) dringend dazu aufruft, noch aktiver als bisher zu werden.

Vor dem Beginn von Präventionsmaßnahmen muß aber auch gefragt werden, ob die eingesetzten Präventionsmaßnahmen begründet und effektiv sind. Deshalb sollen an dieser Stelle zunächst bisherige Präventionsbemühungen kritisch gesichtet werden.

Unstrittig ist, daß **Kampagnen zur Vermeidung der Bauchlage** zu einer Verminderung der SIDS-Häufigkeit um 50–90 % führen können (Poets 2000). Gesichert ist auch, daß diese Kampagnen an regionale Strukturen angepaßt werden sollten, um wirklich die Zielgruppe zu erreichen. In England mit einem relativ wenig zentralisierten Gesundheitswesen konnte eine Senkung der SIDS-Häufigkeit durch *direkte Ansprache der Zielgruppe „Schwangere und Familien mit Säugling" über die Massenmedien* erreicht werden (Department of Health 1993). In den Niederlanden mit engmaschigen Versorgungsnetzen erwies sich die *Einbeziehung von Ärzten, Schwestern und Hebammen als Informationsüberträger* als effektiv (de Jonge 1993).
In der Region Avon in England kam es durch eine *Kampagne über die Massenmedien* zwischen 1988–1992 zu einer Senkung der SIDS-Häufigkeit von 3,8

auf 0,3/1000 Lebendgeborene bei einer Abnahme des Anteils der Kinder, die in Bauchlage zum Schlafen gelegt wurden, von 59 auf 2 %. Schon vier Monate nach Beginn der Kampagne wußten mehr als 80 % aller befragten Frauen, daß durch die Vermeidung der Bauchlage das SIDS-Risiko vermindert werden kann (Departement of Health 1993).

In mehreren Studien zeigte sich, daß die Informationen entweder nicht ankommen oder nicht zu Verhaltensänderungen führen insbesondere

- in sozial schwächeren Schichten,
- bei jungen Müttern mit einem Alter unter 20 Jahren sowie
- bei Müttern, die weniger als 12 Jahre Schulbildung hatten (Ponsonby 1994).

Diese Bevölkerungsschichten müssen deshalb in besonderem Maße in die Entwicklung geeigneter SIDS-Präventionsstrategien einbezogen werden.

Besonders hervorzuheben ist die Vorbildfunktion der Entbindungsklinik (und damit auch von Säuglingsstationen) bezüglich der Übernahme der dort gesehenen Schlafposition von Säuglingen (Brenner 1998). Diese Beobachtung kann auch aus der eigenen Sprechstunde bestätigt werden. Ich fragte die Mutter eines Säuglings, warum sie ihr Kind in Seitenlage zum Schlafen legt. Sie antwortete ganz spontan: „weil ich das so in der Entbindungsklinik gesehen habe". Die Erfahrungen des Heidelberger *Beratungstelefons* zeigten, daß ein derartiges Informationsangebot rege genutzt wird.

Alle weiteren SIDS-Risikofaktoren, die die Schlafposition und Schlafumgebung des Säuglings betreffen, dürften deshalb in gleicher Weise wie die Kampagnen gegen die Bauchlage effektiv übermittelt werden können. Dazu gehören die Informationen,

- daß Babys zum Schlafen auf den Rücken und nicht in Bauchlage und auch nicht in Seitenlage gelegt werden sollten,
- daß das Babybett im Schlafzimmer der Eltern und innerhalb des ersten Lebensjahres noch nicht im Kinderzimmer stehen sollte,
- daß Säuglinge im eigenen Bettchen und nicht im Bett der Eltern schlafen sollten,
- daß eine feste und nur wenig eindrückbare Matratze zu bevorzugen ist,
- daß Überwärmung im Schlaf vermieden werden sollte (keine Felle unter das Baby legen, kein Kopfkissen, keine Kopfbedeckung, keine Handschuhe, leichte Zudecke oder besser noch einen leichten Schlafsack verwenden, auch um das Überdecken und Ersticken des Kindes zu vermeiden, das Schlafzimmer ausreichend lüften und nicht beheizen, so daß eine Umgebungstemperatur von ca. 16–18 Grad Celsius erreicht wird). Ich beobachtete kürzlich bei einen Säugling mit Bronchopulmonaler Dysplasie und mäßiger spastischer Tetraparese eine akute Zyanoseattacke durch selbständiges Überdecken mit einer Windel, die dem Kind als „Spuckwindel" auf den

Brustkorb gelegt worden war. Seitdem wurden in unserer Klinik diese und ähnliche „Windelbeigaben" in Säuglingsbettchen untersagt.

In Holland ging die SIDS-Rate nach Propagierung der Rückenlage innerhalb von zwei Jahren von 1,04 auf 0,58/1000 Lebendgeborene zurück (de Jonge 1993). Nach Erweiterung der Informationskampagne (Einbeziehung weiterer Verhaltenshinweise) wurde die SIDS-Rate auf 0,17/1000 reduziert (l'Hoir 1999).

Das Aktiv- und Passiv-Rauchen während der Schwangerschaft sowie während des ersten Lebensjahres des Kindes ist als gravierender SIDS-Risikofaktor gut bekannt. Obwohl immer wieder beschrieben wird, daß das Rauchverhalten von Frauen während der Schwangerschaft und während des ersten Lebensjahres des Kindes durch alleinige Informationsübermittlung nicht wesentlich beinflußt wurde (Hiley 1994), ist bisher im Zusammenhang mit der SIDS-Prävention nicht konsequent nach Strategien gesucht worden, das Rauchen gerade in dieser auf das Baby orientierten Zeit zu vermindern. Dennoch gibt es klare Belege, daß man bei 70% aller rauchenden Schwangeren eine Entwöhnung vom Rauchen erreichen kann (Batra 1999). Diese Erfolge können aber nicht durch die Informationsübermittlung innerhalb einer Kampagne erzielt erzielt werden, sondern erfordern mehrfache Einzelgespräche mit kompetenten Therapeuten. Gruppentherapeutische Ansätze erwiesen sich im Vergleich zu Einzelgesprä-

chen bezüglich der Raucherentwöhnung von schwangeren Frauen als weniger effektiv (Batra 1999). Niedergelassene Kinderärzte, Frauenärzte und Hebammen sind in der Regel nicht in der Lage, eine derartige Einzeltherapie durchzuführen, da ihnen hierzu die Ausbildung, die Zeit und auch die Abrechnungsmöglichkeiten fehlen. Diese Ärzte und Hebammen können aber dazu motiviert werden, wertungsfrei nach dem Rauchverhalten der Frauen zu fragen und geeignete Hilfsangebote zu unterbreiten. Die Wahrscheinlichkeit, daß eine schwangere Frau zur kurzfristigen Raucherentwöhnung in eine psychologische Praxis oder in eine Sucht- und Drogenberatungsstelle geht, dürfte extrem gering sein. Außerdem sind kurzfristige Termine für mehrfache Sitzungen in psychologischen Praxen momentan kaum flächendeckend zu realisieren. Ein Raucherberatungstelefon bietet dagegen die Chance, anonym auf einen kompetenten Berater zu treffen, mit dem entweder weitere telefonische Kontakte oder gegebenenfalls auch direkte Einzelgespräche vereinbart werden können. Wenn der Frauenarzt, die Hebamme oder der Kinderarzt das Raucherberatungstelefon anbietet, wird es immer noch einen großen Anteil von Raucherinnen geben, die nicht zum Hörer greifen. Die Anzahl dieser „Nonresponder" könnte möglicherweise durch ein „proaktives Vorgehen" vermindert werden, indem sich der telefonische Beratungsdienst selbst aktiv bei der Raucherin meldet, nachdem diese in der Sprechstunde hierzu schriftlich ihr Einverständnis erteilt hat.

Die umfangreichen apparativen Untersuchungen der letzten Jahre mittels Polysomnografie, Heimmonitoring oder auch mittels EKG (Winkler und Paditz et. al. 1998) ergaben bisher keinerlei Hinweise für eine Verminderung der SIDS-Häufigkeit durch derartige prophylaktische Untersuchungen. Demnach ist momentan keine auf das Individuum zugeschnittene SIDS-Prävention möglich, da das individuelle SIDS-Risiko nicht vorhergesagt werden kann. Das populationsbezogene SIDS-Risiko kann durch die o. g. gesundheitserzieherischen Kampagnen aber durchaus beeinflußt werden.

Das kommunikationstheoretisch fundierte Wiener Projekt, die SIDS-Prävention auf der Grundlage „guter Botschaften" über die gesunde Schlafumgebung von Säuglingen anstelle von Angst- und Risikoszenarien (Ipsiroglu 2000) verspricht eine weitere Erhöhung der Akzeptanz von gesundheitserzieherischen Informationskampagnen. Außerdem dürften dadurch Angstzustände infolge risiko-orientierter Informationsübermittlung weitestgehend vermieden werden (Jackisch und Paditz et. al. 2000). Hinzu kommt, daß der primär im Regierungsbezirk Dresden eingesetzte Risikofragebogen offenbar relativ schlecht angenommen wurde, da die Rücklaufquote nur bei 5–45 % (im Mittel 35 %) lag (Friebel und Berger et. al. 1996).

Über den Kenntnisstand, über das Interesse an aktuellen Kenntnissen und über die Informationskanäle, die niedergelassene Frauenärzte, Hebammen und Kinderärzte in Sachsen bevorzugen, liegen aktuelle Erhebungen vor (Liping und Paditz 2001), die einen erheblichen aktuellen Fortbildungsbedarf und auch die Bereitschaft zur Aufnahme aktueller Informationen signalisieren.

Vor diesem Hintergrund ergeben sich zur Zeit folgende **Ansatzpunkte für die SIDS-Prävention:**

1. **Informationsübermittlung zu Fragen der Schlafposition und Schlafumgebung des Babys** (Rückenlage, Schlafsack, feste Matratze, Babybett im Schlafzimmer der Eltern, Vermeidung Überwärmung und Ersticken etc.)

– *an die gesamte Bevölkerung* über Plakate, Fernsehspots und Presseberichte sowie
– *zielgruppenorientiert an Schwangere und an Familien mit Säugling* über ein Informationsblatt
– mit *Verstärkung dieser Informationen durch medizinisches Personal* (Frauenärzte, Hebammen und Kinderärzte in der Arzt- bzw. Hebammenpraxis sowie in Entbindungseinrichtungen, Kinderkliniken und Kinderarztpraxen) sowie
– *durch ein Beratungstelefon „gesunder Babyschlaf".*

Zur Schulung des medizinischen Personals sind erweiterte Informationsblätter, Fachbeiträge in Zeitschriften bzw. Broschüren sowie Weiterbildungsveranstaltungen erforderlich, während das Internet zur Zeit nur von 15 % dieser Ärzte und Hebammen in Sachsen als Informationsquelle genutzt wird (Liping und Paditz 2001).

2. **Einrichtung eines Raucherberatungstelefons** mit zusätzlichem individuellem Beratungsangebot. Die Zugriffswahrscheinlichkeit auf das Raucherberatungstelefon soll durch das geschilderte proaktive Vorgehen deutlich erhöht werden. Der Frauenarzt, die Hebamme bzw. der Kinderarzt haben dabei nur die Aufgabe, nach dem Rauchen zu fragen und Raucherinnen zu bitten, schriftlich ihr Einverständnis zu erteilen, daß Adresse und Telefonnummer an das Raucherberatungstelefon weiter gegeben wird. Fragen des Datenschutzes werden dabei gewissenhaft beachtet und vorab mit den zuständigen Behörden geklärt. Da 25 % aller Schwangeren rauchen und 5,5 % aller Schwangeren stark rauchen (mehr als 20 Zigaretten pro Tag) (Helmert 1998), kann der Beratungsbedarf relativ genau abgeschätzt werden.

In Sachsen mit ca. 30.000 Lebendgeburten pro Jahr ist demnach von 7500 rauchenden Schwangeren pro Jahr auszugehen, darunter befinden sich ca. 1650 starke Raucherinnen, die mehr als 20 Zigaretten pro Tag konsumieren. Demnach wären bei 365 Tagen pro Jahr maximal 20 Beratungsgespräche pro Tag zu führen (7500/365 Tage = 20,5). Bei Annahme einer 50%igen Teilnahme an diesem Beratungsangebot wäre dem-

nach mit maximal zehn Erst-Beratungsgesprächen pro Tag zu rechnen. Bei Fokussierung auf die starken Raucherinnen und Annahme einer Teilnehmerquote von 50 % würden sich 2,26 Erst-Beratungsgespräche pro Tag ergeben. Da nach Lindinger und Pötschke-Langer mindestens fünf bis sieben Folgekontakte zur Stabilisierung und Aufrechterhaltung des Behandlungserfolges erforderlich sind (Lindinger 2002), erhöht sich der Beratungsbedarf für starke Raucherinnen bei Annahme einer 50%igen Teilnehmerquote von 2,26 Erstgesprächen auf weitere 11,3 bis 15,8 Folgegespräche pro Tag. Als Gesprächsdauer werden für den Erstkontakt 30 Minuten zugrunde gelegt (Lindinger 2002). Für die Folgegespräche werden 15 Minuten angenommen. Daraus ergibt sich für starke Raucherinnen bei Annahme einer 50%igen Beteiligung ein Zeitbedarf von 2,26 x 30 Minuten + ca. 15 x 15 Minuten pro Tag = 292,8 Minuten pro Tag = 4,88 h/Tag. Diese Ziffer erhöht sich bei einer Fünf-Tage-Arbeitswoche bereits auf 6,8 h/Tag und steigt bei Beachtung der üblichen Urlaubszeiten, so daß für diese Beratungstätigkeit mindestens eine Vollzeitkraft oder mindestens zwei Teilzeitkräfte benötigt werden.

3. Wichtig erscheint die **Evaluation des Projektes,** um die Effektivität der einzelnen Projektanteile auf den Endpunkt „Senkung der SIDS-Häufigkeit in Sachsen" beurteilen zu können.

LITERATUR

BATRA A., SCHUPP P. E., BUCHKREMER G.: Tabak-entwöhnung bei schwangeren Frauen oder Rau-cherinnen mit gesundheitlichen Risikofaktoren. Sucht 1999; 45/5: 339–345

DE JONGE G. A., BURGMEIJER R. J. F.: Sleeping posi-tion for infants and cot death in the Neatherlands 1985–1991. Arch. Dis. Child. 1993; 69: 660–663

DEPARTEMENT OF HEALTH: Report of the Chief Medical Officier´s Expert Group on the Sleeping Position of Infants and Cot Death. London HSMO 1993. Zit. In: Kurz R., Kenner Th., Poets C. (Hrsg.): Der plötzliche Säuglingstod. Ein Ratgeber für Ärzte und Betroffene. Springer Wien New York 2000, S. 215–219

FRIEBEL D., BERGER G., ENGST R., GOTTSCHALK H.-CH., GROHMANN M., HEDERER B., KEYMER S., LANGE B., SCHÜTZE P., TODT H.: Das SIDS-Vorsorgepro-gramm im Regierungsbezirk Dresden. In: Paditz E. (Hrsg.): Schlafbezogene Atmungs-störungen im Kindes- und Erwachsenenalter. Hille Dresden 1996, S. 21–23

HELMERICHS J., SATERNUS K.-ST.: Psychosoziale Betreuung einer erneuten Schwangerschaft nach Plötzlichem Säuglingstod (SID) – Ergebnisse einer Langzeitstudie in 115 Familien. Z. Geburtsh. Neonatl. 2000; 204: 99–105

HELMERT U., LANG P., CUELENAERE B.: Rauchver-halten von Schwangeren und Müttern mit Klein-kindern. Soz.-Präventivmed. 1998; 43: 51–58

HILEY C. M. H., MORLEY C. J.: Evaluation of govern-ment´s campaign to reduce risk of cot death. Br. Med. J. 1994; 309: 703–704

IPSIROGLU O. S., LISCHKA A., SACHER M., STÖG-MANN W., POLLAK A.: Sicheres Schlafen – die SIDS-Präventionskampagne der Wiener Kinderspitäler. Wien. Klin. Wochenschr. 2000; 112/5: 185–186

JACKISCH D., PADITZ E., FRIEBEL D., MAIER U.: Kinder-psychologische Hilfsangebote bei Angst der Eltern vor dem Plötzlichen Kindstod. In: Paditz E. (Hrsg.): Schlafbezogene Atmungsstörungen. Hille Dresden, 2000, S. 89–95 sowie in: Somnologie 1999; 3 (Suppl.1), A88, S. 29 (abstr.)

L´HOIR M. P., ENGELBERTS A. C., VAN WELL G. TH. J.: Risk and preventive factors for cot death in The Netherlands, a low-incidence country. Eur. J. Pediatr. 1998; 157: 681–688

LINDINGER P., PÖTSCHKE-LANGER M.: Struktur und Organisation eines Raucherberatungstelefons. In: Paditz E. (Hrsg.): Gesunder Babyschlaf – Prävention des Plötzlichen Säuglingstodes (SIDS) in Sachsen. Hille Dresden 2002, S. 27–30

POETS C: Möglichkeiten und Ergebnisse der Prävention. Vermeidung von Risikofaktoren. In: Kurz R., Kenner Th., Poets C. (Hrsg.): Der plötzliche Säuglingstod. Ein Ratgeber für Ärzte und Betroffene. Springer Wien New York 2000, S. 215-219

PONSONBY A. L., DWYER T., KASL S. V., COCHRANE J. A., NEWMAN N. M.: An assessment of the impact of public health activities to reduce the prevalence of the prone sleeping position during infancy: the Tasmanian Cohort Study. Prev. Med. 1994; 23: 402–408

SATERNUS K.-S., THIEL A., KASTNER-VOIGT M.: „Ich habe mein Kind getötet" – Erfahrungen mit schweren Depressionen bei Müttern nach Plötz-lichem Kindstod aus psychiatrischer und rechts-medizinischer Sicht. Nervenarzt 1998; 69: 53–58

LIPING S., PADITZ E., ABDEL-HAQ A., KUGLER J.: Kenntnisstand von Hebammen, Frauenärzten und Kinderärzten in Sachsen über Fragen der SIDS-Prävention. In: Paditz E. (Hrsg.): Gesunder Babyschlaf – Prävention des Plötzlichen Säuglingstodes (SIDS) in Sachsen. Hille Dresden 2002, S. 46–48

WINKLER U., PADITZ E., FRIEBEL D., BERGER G., KEYMER S., GOTTSCHALK H.-CH., ENGST R., LANGE B., SCHARFE ST.: SIDS-Prävention in Sachsen – Stand und Perspektiven. In: Hierl, Hemprich, Paditz: Hals-, Nasen-, Ohren-heilkunde und Mund-, Kiefer-, Gesichtschirurgie in der Schlafmedizin. PögeDruck Mölkau/Leipzig 1998, S. 41–45

Informationsblatt
„Wie mein Baby gut und sicher schläft – Hinweise zur Vorbeugung des Plötzlichen Säuglingstodes"

Ekkehart Paditz; Dresden

unter Mitarbeit von Birgit Lange, Sebastian Keymer, Stefan Scharfe, Joachim Kugler, Martina Pötschke-Langer, Peter Lindinger, Kathrin Schaff, Jens Kramer; Dresden, Görlitz und Heidelberg

Grafische Gestaltung: Peter Hanke, Dresden
Redaktionelle Bearbeitung Faltblatt: Alexander Lange, Dresden

Die Informationen zum gesunden Babyschlaf

Das Informationsblatt soll folgende Informationen zum gesunden Babyschlaf und damit zur Prävention des Plötzlichen Säuglingstodes übermitteln:

1. Rückenlage ist besser als Bauchlage oder Seitenlage.

2. Das Kinderbett soll im ersten Lebensjahr im Schlafzimmer der Eltern stehen.

3. Feste, d. h. relativ wenig eindrückbare Matratze, kein Kopfkissen, keine Fellunterlagen.

4. Leichte Zudecke, Bevorzugung Schlafsack.

5. Ausreichend gelüftetes Schlafzimmer (Stoßlüftung).

6. Rauchen während der Schwangerschaft und während des ersten Lebensjahres erhöht das SIDS-Risiko.

7. Stillen fördert die Entwicklung des Kindes.

Das Faltblatt

Die Informationen werden überwiegend positiv besetzt vermittelt, um die Akzeptanz weitestgehend zu erhöhen. Raucherinnen sollen nicht stigmatisiert und abgestoßen werden, sondern die klaren Hinweise auf die Schädlichkeit des Rauchens werden verbunden mit Verständnis bezüglich der Schwierigkeit, mit dem Rauchen aufzuhören und mit einem konkreten Hilfsangebot in Form des Beratungstelefones. Gleichzeitig wird aber klar angesprochen, daß es sich um die Prävention des Plötzlichen Säuglingstodes handelt. In diesem Punkt unterscheidet sich die SIDS-Präventionskampagne in Sachsen von der Wiener Kampagne, in der das Problem SIDS primär nicht angesprochen wird. Der medizinische Textentwurf wurde gemeinsam mit professionellen Textern und Grafikern mehrfach intensiv diskutiert und in die jetzt vorliegende Form gebracht (siehe Einlageblatt). Anregungen und neue Gesichtspunkte sind für weitere Auflagen des Informationsblattes sehr willkommen. Folgendes Detail aus diesen Diskussionsrunden illustriert, welche wichtigen Impulse Mediziner von Künstlern und Medienprofis im Interesse des Projektes erhalten können. Die Mediziner schrieben

„Wie Babys sicher und gut schlafen".

Der Grafiker: das klingt langweilig, das interessiert niemanden. Mich interessiert, wie es meinem Baby geht:

„Was meinem Baby gut tut".

Daraus wurde schließlich der Slogan

„Wie mein Baby gut und sicher schläft".

Die Informationsverbreitung

Die Verbreitung der Informationen erfolgt in drei Wellen:

1. **während der Schwangerschaft**, verstärkt durch den niedergelassenen Frauenarzt und die Hebammen,
2. **in der Entbindungsklinik**, verstärkt durch die Kinderärzte, Frauenärzte, Schwestern, Kinderkrankenschwestern und Hebammen,
3. **in den ersten Lebenswochen**, verstärkt durch den niedergelassenen Kinderarzt während der Vorsorgeuntersuchungen.

Das Informationsblatt soll nicht nur übergeben oder ausgelegt werden, sondern immer auch mit einem kurzen Gespräch zum Thema gesunder Babyschlaf verbunden werden (Abb. 1). Das medizinische Personal hat innerhalb der Informationsweitergabe eine wichtige meinungsbildende Vorbild- und Verstär-

kerfunktion. Um wirklich alle beteiligten Kinderärzte, Frauenärzte, Hebammen, Schwestern und Kinderkrankenschwestern zu erreichen, wurden Adreßlisten angelegt, damit folgende Personen persönlich angeschrieben werden können:

- niedergelassene Kinderärzte Sachsens,
- niedergelassene Frauenärzte Sachsens,
- alle Hebammen aus dem niedergelassenen und stationären Bereich in Sachsen (Adreßliste des Sächsischen Hebammenverbandes),
- alle leitenden Hebammen, leitenden Schwestern, leitenden Frauenärzte und zuständigen Kinderärzte, die in Entbindungseinrichtungen Sachsens tätig sind.
- Außerdem werden alle leitenden Ärzte sächsischer Kinderkliniken sowie
- alle Mitglieder der interdisziplinären Arbeitsgruppe Schlafmedizin Sachsen e. V. über das Projekt persönlich schriftlich informiert.

Außerdem werden Plakataktionen und eine breite Öffentlichkeitsarbeit über Presse, Rundfunk und Fernsehen angestrebt. Am 18.8.2001 fand eine Fortbildungsveranstaltung „SIDS-Prävention in Sachsen" statt, zu der alle niedergelassenen Kinderärzte, niedergelassenen Frauenärzte und Hebammen aus Sachsen mit einem persönlichen Anschreiben des Staatsministers für Soziales, Gesundheit, Jugend und Familie eingeladen wurden. Während der 6. Jahrestagung von Schlafmedizin Sachsen e. V. werden diese Informationen am 1.2.2002 nochmals angeboten. Der öffentliche Start des Projektes erfolgt im Frühjahr 2002.

„Ich möchte Ihnen heute einige Informationen zum gesunden Babyschlaf geben. Zu diesem wichtigen Thema läuft in Sachsen zur Zeit eine intensive Kampagne, die vom Gesundheitsminister persönlich unterstützt wird. Was können Sie tun, damit Ihr Baby sicher und gut schlafen kann?

Babys schlafen am sichersten in Rückenlage. Bitte legen Sie ihr Baby zum Schlafen nicht auf den Bauch und auch nicht auf die Seite. Das Babybettchen sollte mit in Ihrem Schlafzimmer stehen. Die Matratze soll relativ fest und nur wenig eindrückbar sein. Babys mögen eine angenehme Temperatur, Schwitzen gefällt ihnen nicht. Im Schlafzimmer ist eine Raumtemperatur von 16–18 Grad am besten. Auf Kopfkissen, Fellunterlagen, Mützchen und Handschuhe sollte beim Schlafen in Innenräumen verzichtet werden. Die Haut im Bereich von Haaren, Gesicht, Hals und Nacken hat eine wichtige Funktion bei der Temperaturregulation und soll deshalb frei bleiben. Ob sich das Kind wohl fühlt und eine angenehme Körpertemperatur hat, spürt man am besten, wenn man das Baby in der Nacken-Halspartie oder zwischen den Schulterblättern berührt. Kühle Händchen oder eine kühle Nase bedeuten nicht, daß das Baby friert. Die Zudecke sollte leicht und nur so dick sein, daß ihr Baby nicht schwitzt. Am besten ist ein Schlafsack, da ihr Baby darin schön eingepackt ist und sich nicht freistrampeln und frieren kann. Ein weiterer Vorteil des Schlafsackes ist, daß sich ihr Baby den Schlafsack nicht über das Gesicht ziehen kann. Leider ist das bei den üblichen Zudecken nicht ganz zu vermeiden. Bitte denken Sie auch daran, daß der Rauch von Zigaretten und Zigarren für ihr Baby während und nach der Schwangerschaft gefährlich werden kann. Nikotin zieht die Blutgefäße zusammen, so daß ihr Baby weniger Sauerstoff und weniger Nährstoffe erhält. Jede Zigarette vermindert das Geburtsgewicht und erhöht das Risiko Ihres Babys, am plötzlichen und unerwarteten Säuglingstod zu sterben. Natürlich wissen wir, daß es schwer ist, mit dem Rauchen aufzuhören. Aber die Schwangerschaft und ihr Baby sind eine ganz besondere Chance, jetzt aufzuhören. Versuchen Sie es doch einfach mal, heute den ersten Stoptag einzulegen – Ihrem Baby und sich selbst zuliebe. In Sachsen wird zusätzlich ein Beratungstelefon eingerichtet, über das sie von Kinderärzten Informationen zum gesunden Babyschlaf erhalten können und über das auch Hinweise zur Raucherentwöhnung gegeben werden. Zum Schluß möchte ich Sie noch sehr zum Stillen ermuntern, da das Stillen viele Vorteile für die gesunde Entwicklung ihres Babys bietet.

Die Informationen sind auch in dem Faltblatt zusammengefaßt worden. Sie können das Faltblatt gern mit nach Hause nehmen und alles noch mal in Ruhe durchlesen. Bitte wenden Sie sich an die Ärzte oder an das Beratungstelefon, wenn sie noch weitere Fragen haben. Ich wünsche Ihnen alles Gute."

Abb. 1
Vorschlag für ein Beratungsgespräch

Beratungstelefon „gesunder Babyschlaf" und „Raucherberatung" in Sachsen: Telefon (01 80) 50 99 555

EKKEHART PADITZ; Dresden

Ausgehend von den Erfahrungen aus der Heidelberger Universitätskinderklinik mit einem Beratungstelefon für Eltern zu Fragen der SIDS-Prävention sowie von den Erfahrungen des Raucherberatungstelefones am Deutschen Krebsforschungszentrum (DKFZ) Heidelberg soll auch in Sachsen ein Beratungstelefon eingerichtet werden mit folgenden Beratungsoptionen:

a) Beratung durch Kinderärzte zum Thema gesunder Babyschlaf sowie

b) Beratung durch speziell geschulte Psychologen oder Sozialpädagogen für rauchende Schwangere und für rauchende Mütter von Säuglingen im ersten Lebensjahr.

Seitens der Fa. Arcor wurden im Vorfeld umfangreiche Beratungsleistungen zur Logistik dieses speziellen Beratungstelefones zur Verfügung gestellt. Datenschutzrechtliche Fragen werden seitens des Ministeriums geprüft. Außerdem wurde eine Stellungnahme des Dekans der Juristischen Fakultät der TU Dresden, Prof. Dr. Fastenrath eingeholt.

Daraus ergibt sich folgende Logistik des Beratungstelefons:

Zentrale Beratungsnummer:

(01 80) 50 99 555

Ein Anrufbeantworter begrüßt den Anrufer.

Während der Dienstzeit

wird die Auswahl zwischen den Beratungsoptionen
„gesunder Babyschlaf"
oder
„Raucherberatung"
angeboten.

Danach folgt eine kurze Wartemusik
(evtl. mit Informationen)
und die automatische Umschaltung
zum diensthabenden Kinderarzt oder
zum diensthabenden Psychologen.

Außerhalb der Dienstzeit
oder falls der Apparat des
Diensthabenden gerade besetzt ist,

wird automatisch auf eine Ansage
geschaltet –
Ansage der Dienstzeiten sowie
Angebot weiterer vier
Informationsmöglichkeiten,
die durch den Anrufer ausgewählt
werden können:

1.
Informationen per Textansage,

2.
Ansage der Internetseite zum Thema,

3.
automatischer Versand eines
Info-Faxes oder

4.
Möglichkeit, auf eine mailbox zu
sprechen, seine Frage zu nennen und
um einen Rückruf zu bitten.

Über einen Administrations-PC können Änderungen des Dienstplanes
eingegeben werden und Gesprächs-
statistiken abgefragt werden (Summe
der Gespräche, Dauer der Einzelgespräche, Zuordnung der Gespräche zu
Vorwahlbereichen; eine elektronische
Speicherung der Gespräche und der
Telefonnummern der Anrufer erfolgen aus datenschutzrechtlichen Gründen ausdrücklich nicht).

LITERATUR

LINDINGER P., PÖTSCHKE-LANGER M.: Aufbau und
Struktur einer Raucherberatung.
In: Paditz E. (Hrsg.), Gesunder Babyschlaf – Prä-
vention des Plötzlichen Säuglingstodes in Sachsen.
Hille Dresden 2002, S. 27–30

STUTE H.: Heidelberger Erfahrungen mit einem
Baby-Beratungstelefon.
In: Paditz E. (Hrsg.), Gesunder Babyschlaf – Prä-
vention des Plötzlichen Säuglingstodes in Sachsen.
Hille Dresden 2002, S. 58–60

Herzlichen Dank!

*Die kurzfristige Einrichtung des Beratungstelefons
„Gesunder Babyschlaf" ist dank der Unterstützung der Leser der Dresdner Neuesten Nachrichten (DNN-Aktion „Dresdner helfen Dresdnern"
im Dezember 2001), des Lions-Clubs Dresden-
Centrum und des ehrenamtlichen Engagements
der beteiligten Kinderärztinnen und Kinderärzte
möglich.*

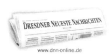

www.dnn-online.de

Aufbau und Struktur einer telefonischen Raucherberatung

PETER LINDINGER, MARTINA PÖTSCHKE-LANGER; Heidelberg

Die Schulung für Beraterinnen und Berater, die am Raucher-Beratungstelefon eingesetzt werden, umfasst etwa 20 Stunden sowie eine fortlaufende Supervision. Wichtig ist die Auswahl der Mitarbeiter, die dieses Telefon betreuen sollen. Günstig ist eine Rekrutierung aus Hebammen, Pflegepersonal, Sozialarbeitern, Pädagogen und Psychologen. Ideal wären ehemalige Raucherinnen, die bereits selbst schwanger waren.

Die Zielgruppe besteht aus
- rauchenden Schwangeren und Schwangeren, die nach Bekanntwerden der Schwangerschaft mit dem Rauchen aufgehört haben (zur Rückfallprophylaxe und Stabilisierung der Abstinenz),
- rauchenden Müttern von Säuglingen und
- in dritter Linie deren rauchenden Partnern.

Inhalte der Weiterbildung sind

1. das „HEIDELBERGER CURRICULUM ZUR TABAKABHÄNGIGKEIT UND RAUCHERENTWÖHNUNG", das aus vier Modulen besteht und von der Bezirksärztekammer Nordbaden als Baustein zum Erwerb der Fachkunde „Suchtmedizin" anerkannt ist:

Modul 1: Epidemiologie und Diagnostik der Tabakabhängigkeit (Möglichkeiten und Grenzen bei der Behandlung von Patienten mit Tabakkonsum, Entstehung und Diagnostik der Tabakabhängigkeit, Raucheranamnese)

Modul 2: Grundlagen der Behandlung der Tabakabhängigkeit (Empfehlungen aus internationalen Guidelines zur Raucherentwöhnung, Wirksamkeit von Raucherentwöhnungsmaßnahmen, Kurzinterventionen und Selbsthilfemanuale in der Raucherentwöhnung)

Modul 3: Intensive und medikamentöse Behandlungskonzepte (Bestandteile intensiver Raucherentwöhnungsmaßnahmen, Nikotinersatztherapie, Bupropion, alternative Methoden)

Modul 4: Andere Aspekte der Raucherentwöhnung (Raucherentwöhnung bei spezifischen Zielgruppen, Fallarbeit in Kleingruppen, Risikominderung durch Konsumreduktion, Prädiktoren erfolgreicher Abstinenz, Dokumentation und Evaluation)

2. Die Vermittlung des Konzeptes Rauchersprechstunde

Die Rauchersprechstunde ist als Einzelberatung konzipiert und eignet sich auch als Grundlage telefonischer Raucherberatung. Das Konzept Rauchersprechstunde ist modular aufgebaut, um den unterschiedlichen Ansprüchen und organisatorischen Rahmenbedingungen in Kliniken, Praxen, Beratungsstellen, Gesundheitsämtern und anderen Einrichtungen gerecht zu werden. Kenntnisse und Erfahrungen in Gesprächsführung und Raucherentwöhnungsmaßnahmen sind Voraussetzungen für eine wirksame Rauchersprechstunde. Um die Durchführung der Rauchersprechstunde zu erleichtern, wurden Dokumentationsbögen für den Therapeuten und Arbeitsblätter zur Weitergabe an Raucher entwickelt. Eine Checkliste faßt den Einsatz der Empfehlungen für schwierige Situationen zusammen.

Im Regelfall hat die Rauchersprechstunde folgenden Ablauf:

	Zeitbedarf
1) Anamnese	ca. 5 min
2) Identifikation von individuellen Risikoprofilen	ca. 5 min
3) Stadienspezifische Interventionen und Beratung zu medikamentösen Therapien	ca. 10 min
4) Erarbeiten eines persönlichen Motivationsbündels	ca. 3 min
5) Praktisch-verhaltensbezogene und mentale Tipps	ca. 1 min
6) Dokumentation Erstkontakt und Erstellen eines Nachsorgefahrplans	ca. 6 min
Gesamt:	ca. 30 min

3. Die Vermittlung des Beratungsprotokolls des Rauchertelefons

Die Kurzintervention beim Rauchertelefon des Deutschen Krebsforschungszentrums hat folgende Struktur:

Anamnese:
Einholen von wichtigen Informationen zum Rauchverhalten wie Tageskonsum, Zeitpunkt der ersten Zigarette morgens, Dauer der Raucherkarriere sowie Anzahl und Art bisheriger Aufhörversuche

Information:
realistische Erwartungen an die Schwierigkeiten des Rauchstops vermitteln; konkretes Benennen dieser Schwierigkeiten; gemeinsames Erarbeiten von konkreten Maßnahmen für konkrete Schwierigkeiten; medikamentöse Therapien in der Schwangerschaft

Motivation:
Formulieren persönlicher Vorteile, die dafür sprechen, mit dem Rauchen aufzuhören; Ent-Dramatisieren von Entzugssymptomen; Aufzeigen einer auch kurzfristigen positiven Zukunftsperspektive; Orientierung an ehemaligen oder Nie-Rauchern

Konkrete Maßnahmen:
Festlegung des ersten rauchfreien Tages innerhalb der nächsten 14 Tage; praktische Gestaltung des ersten rauchfreien Tages; Verhaltenstipps, auch in schriftlicher Form (bei Materialien zur Übersendung an die Anruferinnen und Anrufer kann auf die Publikationen der BZgA zurückgegriffen werden).

Kognitive Bewältigungsstrategien:
Gedankenstopp und Aufmerksamkeits-
verlagerung für den Umgang mit
Verlangensattacken („craving") und
–phasen; Selbstanweisungen, Selbst-
kontrolle

**Raucher mit Fragen zu sog. Alternativ-
Methoden:**
Übermittlung von Informationen zu
Wirksamkeit und Wirkprinzip, Hilfe-
stellung bei der Auswahl einer Methode,
Ermutigung statt Abwertung

Ex-Raucher mit Rückfallgefährdung:
Positive Ansprache, kurze Verhaltens-
analyse, Identifikation von rückfallkri-
tischen Situation und Stimmungen,
Konzentration auf positive Verände-
rungsprozesse, Prüfen der verhaltens-
bezogenen und kognitiven Bewälti-
gungsmaßnahmen.

4. Proaktives Beratungsmodul

Proaktiv bedeutet, dass sich ein Telefon-
berater nach einem von der Klientin
initiierten Erstkontakt telefonisch bei
dieser Klientin meldet.

Der Erstkontakt erfolgt

a) entweder innerhalb einer medizinischen Einrichtung (Schwangerenberatung durch den Frauenarzt oder
eine Hebamme, Entbindungseinrich-
tung, niedergelassener Kinderarzt)
oder

b) durch den Anruf beim Beratungstelefon.

Dieses proaktive Beratungsmodul
orientiert sich an dem Vorgehen der
California Smokers Helpline und der
Quitline Victoria in Australien; die
Ausarbeitung des Protokolls ist derzeit
in Arbeit. Angestrebt werden proaktive
Folgeanrufe am 1., 3., 7., 14. und 30.Tag
nach dem Ausstieg, bei Schwangeren
zusätzlich zwei weitere Anrufe kurz und
drei Monate nach der Geburt.

Thematische Schwerpunkte:

– Erfassen des Fortschritts
– Entdramatisieren von Entzugssymp-
  tomen
– Überprüfung der Bewältigungsstra-
  tegien
– Umgang mit Ausrutschern/Rückfällen
– Aktualisierung von Selbstwirksam-
  keit und Motivation
– Entwicklung eines Selbstbildes als
  Nichtraucher
– rückfallsensitives Timing
– Umgang mit schwierigen Situationen
  • Stimmungsschwankungen
  • Abstinenz-Verletzungs-Effekt bei Aus-
    rutschern
  • Entzugssymptome und Rauchver-
    langen auslösende Situationen
  • Umgang mit Rauchern im sozialen
    Umfeld

5. Eine Einführung in die Datenerfas-
sung, Dokumentation und Prinzipien
der Evaluation

Fragebögen, Datenbankmasken und
Evaluationsbögen werden vom DKFZ
entwickelt bzw. adaptiert.

LITERATUR

BUNDESZENTRALE FÜR GESUNDHEITLICHE AUFKLÄRUNG (1999) Das Baby ist da. Ratgeber für Mütter und Väter. BzgA, Köln (Bestell-Nr. 31 510 000)

DEUTSCHES KREBSFORSCHUNGSZENTRUM, BUNDESVEREINIGUNG FÜR GESUNDHEIT, BARMER ERSATZKASSE (Hrsg.): Tabakabhängigkeit und Raucherentwöhnung – Basiswissen und praktische Anleitungen. Heidelberg Bonn Wuppertal, 2001

DiFranza, J. R. & Lew, R. A. (1995). Effect of maternal smoking on pregnancy complications and sudden infant death syndrome. Journal of Family Practice, 40, S. 385–394

FIORE M. C., BAILEY W. C., COHEN S. J., et al. (2000) Treating Tobacco Use and Dependence. Clinical Practice Guideline. Rockville, MD: US Department of Health and Human Services, Public Health Service

LANCASTER, T., SILAGY, C., FOWLER G. (2001) Training health professionals in smoking cessation (Cochrane Review). Cochrane Database Syst Rev, 3

LANG, P. (2000) European action on smoking in preganancy: National status report: Germany. http://www.bips.uni-bremen.de/euro-scip/

LANG, P., BRÜGGERMANN, M., LICHT, S., GREISER, E. (1998). Maßnahmen zur Förderung des Nichtrauchens bei Schwangeren und Eltern von Säuglingen. Bremer Institut für Präventionsforschung und Sozialmedizin, Bremen

LICHTENSTEIN, E., GLASGOW, R. E., LANDO, H. A. et al. (1996). Telephone counseling for smoking cessation – rationales and metaanalytic review of evidence. Health Education Research, 11 (2), S. 243–257

LINDINGER, P. (2000). Die Rauchersprechstunde – Beratungskozepte für Gesundheitsberufe. Rote Reihe Tabakprävention und Tabakkontrolle. Deutsches Krebsforschungszentrum, Heidelberg

LUMLEY J., OLIVER S., WATERS E. (2001) Interventions for promoting smoking cessation during pregnancy. (Cochrane Review). Cochrane Database Syst Rev, 3

OWEN, L. (2000). Impact of a telephone helpline for smokers who called during a mass media campaign. Tob Control, 9 (2), S. 117–119

PLATT, S., TANNAHILL, A., WATSON, J. et al. (1997). Effectiveness of antismoking telephone helpline: follow up survey. British Medical Journal, 314, S. 1371–1375

PÖTSCHKE-LANGER, M., LINDINGER, P. (1999): Das Rauchertelefon des Deutschen Krebsforschungszentrums – Eine nationale Hotline als niederschwelliges Angebot zur Raucherentwöhnung. In: Haustein, K. O.: Rauchen und Nikotin – Eine Kontroverse? Verlag Perfusion, Nürnberg, 1999, S. 99–103

SCHLAUD, M., KLEEMANN, W. J., POETS, C. F. (1996) Smoking during pregnancy and poor antenatal care: two major preventable risk factors for sudden infant death syndrome. International Journal of Epidemiology, 25, 959–965

STEAD, L. F. & LANCASTER, T. (2001). Telephone counselling for smoking cessation (Cochrane Review). In: The Cochrane Library, Issue 2, 2001. Oxford: Update Software

TROTTER, L. (2000) Pilot study of a smoking cessation telephone counselling program for pregnant women. Quit Evaluation Studies No 10 1998–1999. http://www.quit.org.au/quit/QE10/Chapter%2012.pdf

WEST, R., MCNEILL, A. & RAW, M. (2000). Smoking cessation guidelines for health professionals: an update. Thorax, 55, S. 987–999

WINDSOR R. A., LOWE J. B., PERKINS L. L. et al. (1993) Health education for pregnant smokers: its behavioral impact and cost benefit. American Journal of Public Health, 83(2): 201–206

ZHU, S.-H., TEDESCHI, G., ANDERSON, C. M., PIERCE, J. P. (1996) Telephone counseling for smoking cessation: What´s in a call. Journal for Counseling and Developement., 75, 93–102

ZHU S. H., STRETCH V., BALABANIS M. et al. (1996) Telephone counseling for smoking cessation: Effects of single-session and multiple-session interventions. Journal of Consulting and Clinical Psychology, 64, 202–211

Das Vorsorgeprogramm zum Plötzlichen Kindstod im Regierungsbezirk Dresden 1994–2000

Günther Berger, Sebastian Keymer; Görlitz

Der plötzliche, unerwartete Säuglings-tod – ein weltweites uraltes Phänomen – ist bis heute ungeklärt. Auch wenn die Definitionen unterschiedlich gehand-habt werden, bleibt ein Grundsatz: aus voller Gesundheit heraus, unerwartet, ohne vorausgehende Krankheitszeichen verstirbt ein Kind, meist in der Nacht, aber auch tags ganz plötzlich. Betroffen sind alle Gesellschaftsschichten. Ver-suche diese zu differenzieren, führten nicht zum Kern des Geschehens. Alle bislang aufgestellten Theorien über den Ablauf, der offenbar zentralnervösen Störung der Atemregulation – ob durch innere oder äußere Anlässe ausgelöst – brachten bisher keinen sicher verwert-baren Ansatz zur Lösung des Problems.

Über Jahrzehnte hinweg blieb der Plötz-liche Kindstod die Hauptgruppe inner-halb der postneonatalen Säuglingssterb-lichkeit und macht dort 25–50 % aus. Mit nur wenigen Zahlen sei die Drama-tik des Geschehens skizziert. Zwischen 1986 und 1991 starben in den alten Bun-desländern stets über 1000 Kinder pro Jahr, z. B. 1990 1261 Kinder am Plötz-lichen Kindstod, in den USA ca. 10.000 Kinder pro Jahr. Die Inzidenz wird welt-weit unterschiedlich von 0,5 bis 5 % angegeben, das heißt bis zu fünf Kinder pro 1000 Lebendgeborene [8]. In meiner Eigenschaft als Kreispädiater der Stadt

Dresden bis 1980 analysierte ich im Rah-men der Säuglingssterbekommission dieses Ereignis innerhalb einer Zehn-Jahres-Periode von 1968–1978. Von 976 Säuglingssterbefällen in der Stadt Dres-den betraf der plötzliche Kindstod 106 Kinder, das waren 27 % der sogenann-ten Spätsterbefälle innerhalb der Säug-lingssterblichkeit. Der absolute Spitzen-wert im Jahr 1973 betrug 20 tote Kinder [1]. Im ehemaligen Bezirk Dresden ver-starben in den Folgejahren von 1982 bis 1989 abermals 164 Kinder [2].

Aus diesem Erleben heraus hat mich diese Problematik nie wieder losgelas-sen. Sie werden deshalb verstehen, daß ich fasziniert war von einem Vortrag von Frau Dr. Einspieler aus Graz (Jah-restagung der Österreichischen Gesell-schaft für Kinderheilkunde). Sie hatte aus einer Analyse von 73 SIDS-Fällen und 28 beinahe plötzlichen Todesfällen durch Befragung betroffener Eltern ver-mutliche Risikofaktoren ermittelt, die eine mögliche Gefährdung dieser Säug-linge darstellen könnten. Aus 22 Fragen wurden Schlußfolgerungen gezogen und wenn mehr als sechs Fragen mit ja beant-wortet wurden bzw. wenn sich ein beinahe plötzliches Kindstoderlebnis ereignet hatte, wurden jene Kinder nun polysomnographisch untersucht [3,4]. Dabei konnte die Herz-Kreislauftätigkeit hinsichtlich der Zahl und Intensität von Apnoen sowie Bradykardien innerhalb bestimmter Schlafstadien beurteilt werden. In der Annahme, daß diese Veränderungen möglicherweise mit dem plötzlichen Kindstod im Zusammenhang stehen, wurden Monitorüberwachung bzw. Theophyllin-Gaben bei Kindern mit entsprechenden Apnoe-Ereignissen empfohlen. Durch dieses Vorgehen konnte in der Steiermark in den Folgejahren die Inzidenz des Plötzlichen Kindstodes um 60 % reduziert werden [3].

Nachdem uns in Görlitz eine einigermaßen adäquate Methodik zur Verfügung stand, begannen wir 1991 nach dem Grazer Modell die Neugeborenen am Klinikum Görlitz in dieser Weise zu betreuen, das heißt, die Mütter erhielten den Original-Grazer-Fragebogen und entsprechend den Grazer Empfehlungen erfolgte die Auswahl der Kinder zur oxykardiorespirographischen Untersuchung (OCRG). In diesem 1. Abschnitt betrug die Rücklaufquote der Bögen etwa 45 % und es wurden bis Mai 1993 rund 160 Säuglinge mit dem OCRG überwacht. Nachdem uns seit dem Juni 1993 ein modernes Schlaflabor zur Verfügung stand und sich in den beiden Dresdner Kinderkliniken Möglichkeiten abzeichneten, die polysomnographische Überwachung in gleicher Weise durchzuführen, faßte ich den Entschluss, dem Sächsischen Staatsministerium für Sozia-

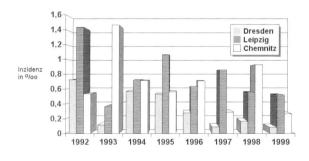

Abb. 1
Entwicklung der Inzidenz des Plötzlichen Säuglingstodes in den Regierungsbezirken Sachsens von 1992–1999 – SIDS-Opfer bezogen auf 1000 Lebendgeborene [8]

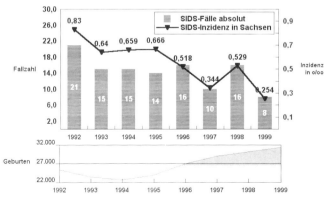

Abb. 2
Geburtenentwicklung und Häufigkeit des Plötzlichen Säuglingstodes in Sachsen von 1992–1999 [8]

les, Gesundheit und Familie ein Pilotprojekt im Regierungsbezirk Dresden vorzuschlagen und um die Unterstützung des Ministeriums zu bitten. Die beiden Dresdner Kliniken waren sofort bereit, sich zu beteiligen und Frau Dr. Einspieler aus Graz erteilte auch die erforderliche Genehmigung, nach Ihrer Methodik zu arbeiten. Die positive Antwort des Staatsministers, Herrn Dr. Geisler, möchte ich im Original zitieren:

„Entsprechend der derzeitigen Gerätekapazität ist eine Ausdehnung des Görlitzer Vorsorgeprogramms auf den Regierungsbezirk Dresden wohl zunächst die am ehesten realisierbare Vorstufe eines größeren Programms. Ich kann Ihnen dabei meine Unterstützung zusichern. Grundsätzlich bin ich der Auffassung, dass die an Ihrer Klinik unter den jungen Müttern betriebene Fragebogenaktion mit der Unterstützung meines Hauses an allen Entbindungseinrichtungen des Regierungsbezirkes Dresden laufen sollte. Darüber hinaus alle jungen Eltern in Sachsen z. B. in Form eines Faltblattes mit Verhaltenshinweisen über die Gefahren des Plötzlichen Säuglingstodes informiert und ganz allgemein auf das Thema sensibilisiert werden sollten.“ Es heißt weiter, *„eine finanzielle Förderung des Projektes aus Mitteln des Sächsischen Staatsministeriums für Soziales, Gesundheit und Familie ist in beschränktem Umfange im Rahmen unserer Programme zur Früherkennung von Krankheiten möglich.“*

So begannen wir gemeinsam – die drei Kliniken und das Ministerium – am 1.1.1994 das Vorsorgeprogramm gegen den Plötzlichen Kindstod im Regierungsbezirk Dresden. Alle Entbindungs-einrichtungen wurden gebeten, die zur Verfügung gestellten Fragebögen, die ein Grußwort des Ministers enthielten, wie auch Passagen über den Plötzlichen Kindstod an die Mütter auszugeben. Die Fragebögen sollten nach der 4. Lebenswoche ausgefüllt an eines der drei Schlaflabore gesendet werden, um entsprechend dem Ergebnis der Befragung eine Untersuchung im Schlaflabor zu empfehlen [4]. Über die nun folgenden Mühen der Ebenen, wie die Beteiligung der einzelnen Kliniken, der Rücklaufquoten und viele gedankliche Austausche zwischen den beteiligten Kliniken möchte ich hier nicht ausführlich berichten. Aber wohl noch darüber, dass wir dieses Konzept 1999 dahingehend korrigierten, nicht mehr den Fragebogen in den Vordergrund zu stellen, sondern die Aufklärung zum Thema und die positive Formulierung bestimmter Kriterien, die anerkanntermaßen wohl einen Einfluss auf den Plötzlichen Kindstod haben, so Stillen des Säuglings, Nichtrauchen während Schwangerschaft und Stillzeit sowie die Vermeidung der Bauchlage und weitere Empfehlungen zur Schlafsituation – weltweit anerkannte Kriterien. Sie wurden nochmals betont, wenngleich sie bereits im 1. Begleittext zum Fragebogen enthalten waren.

Ich möchte keine wissenschaftstheoretische Diskussion über die Wertigkeit unseres Vorgehens unternehmen, da ich mir darüber im klaren bin, dass unser Ansatz nur einer von vielen Möglichen war und dass er auch von manchen Fachkennern in Frage gestellt, ja abgelehnt wird. Mir ging es darum, einen möglichen Zipfel des Problems zu fassen, um etwas zu tun. In den vergangenen zehn Jahren haben sich die Erkenntnisse verändert, neue sind hinzugekommen. Die Korrektur unseres Konzeptes 1999 war z. B. die Folge. Bislang gibt es keine eindeutige Klärung und Lösung des Phänomens „Plötzlicher Kindstod". Und die Ergebnisse, die ich nur kurz vorstellen möchte, sind auch kein Beweis, aber sie machen schon nachdenklich.

Weltweit hat sich die Häufigkeit des Plötzlichen Kindstods verringert, möglicherweise eine Folge der umfangreichen Aufklärungsarbeit, der Information der breiten Öffentlichkeit in Presse, Rundfunk und Fernsehen. Die Differenzen in den drei Regierungsbezirken bei der zwar kleinen Zahl, aber über einen langen Zeitraum hinweg sind schon interessant (Abb. 1 und 2). Sie werden noch deutlicher, wenn die Geburtenzahlen berücksichtigt werden, Dresden und Chemnitz haben etwa gleiche Geburtenraten, im Regierungsbezirk Leipzig waren es aber jährlich drei- bis viertausend Geburten weniger. Lassen Sie mich deshalb eine Bemerkung zur Bauchlage machen. Zeigt sie doch, welchen Einfluss Lebensgewohnheiten und Empfehlungen auf den Plötzlichen Kindstod haben können. Erst Mitte der 90er Jahre wurde die Bauchlage als bedeutendes Risiko weltweit anerkannt und mit der Vermeidung eine deutliche Senkung der SIDS-Häufigkeit erzielt [5]. Anderseits wurde in der ehemaligen DDR bereits in den 70er Jahren nach vorübergehender Empfehlung, vor allem durch

Orthopäden, die Bauchlage in Kindereinrichtungen verboten. Es hatten sich wiederholt und gehäuft Plötzliche Kindstodfälle in den Kinderkrippen ereignet. Etwa 60 % der Säuglinge wurden in jener Zeit in Kinderkrippen betreut. Mit dem Verbot der Bauchlage und der allgemeinen Empfehlung, diese nicht beim unbeobachtet schlafenden Säugling anzuwenden, verringerten sich die Todesfälle wiederum und so klärt sich möglicherweise die deutliche Differenz, die zwischen den alten und neuen Bundesländern in der Inzidenz des Plötzlichen Kindstods bestanden.

Literatur

1. BERGER G.: 10-Jahresanalyse der plötzlichen Todesfälle im Säuglingsalter (Stadt Dresden). **Kinderärztliche Praxis 1980, 2: 65–71.**

2. BRAUNE O.: Epidemiologie des plötzlichen und unerwarteten Kindstodes im Bezirk Dresden 1982–1989. **Dissertation an der Medizinischen Fakultät der Technischen Universität Dresden.**

3. EINSPIELER C., LOSCHER W. N., KURZ R., ROSANELLI K., ROSEGGER H., BACHLER E. M., REITER F., SCHENKELI R., KERBL R.: Der SIDS-Fragebogen Graz (SRFB): II. Prospektive Anwendung bei 6000 Säuglingen. Klin. Pädiatr. 1992; 6: 455–457.

4. EINSPIELER C., SUTTER-HOLZER A., KURZ R., LOSCHER W. N., KERBL-MEYER U., KENNER T., HAIDMAYER R.: Der SIDS-Risiko Fragebogen Graz (SRFB): I. Entwicklung und Validierung. Klin. Pädiatr. 1992, 2:84-88.

5. JORCH G.: Plötzlicher Kindstod. **Monatsschrift Kinderheilkunde 1994, 142: 137–147**

6. KEYMER M. S., GOTTSCHALK H. C., BERGER G.: Das SIDS-Vorsorgeprogramm im Regierungsbezirk Dresden. Ärzteblatt Sachsen 1994, 4: 275–279

7. STATISTISCHES LANDESAMT DES FREISTAATES SACHSEN: Mitteilungen.

8. WEMMER T.: Syndrom des plötzlichen Säuglingstodes – Versuch einer epidemiologischen Analyse. TW Pädiatrie 1994, 5: 350–362

SIDS – Häufigkeit: ist Deutschland ein Entwicklungsland?

Epidemiologie SIDS in Sachsen im nationalen und internationalen Vergleich

BIRGIT LANGE, Dresden

Die SIDS-Häufigkeit in den Regierungsbezirken Dresden, Leipzig und Chemnitz im Vergleich zu Deutschland und zu internationalen Angaben soll im folgenden Text untersucht werden. Stellt man sich diesem Vergleich, so wird erschreckend klar, daß Deutschland hinsichtlich der SIDS-Rate insgesamt sowohl im europäischen Maßstab als auch weltweit auf den hinteren Plätzen rangiert.

Die SIDS-Häufigkeit auf 1000 Lebendgeburten ist mit 0,14 in den Niederlanden am niedrigsten, in Kanada, England, Wales und Schweden liegt sie bei 0,45. Erst nach Frankreich, Schottland und den USA kommt Deutschland mit einer SIDS-Häufigkeit von 0,78 (siehe Tabelle 1).

Über diese Problematik ist schon häufig nachgedacht worden (2), aber eine schlüssige Erklärung scheint derzeit nicht greifbar, ebensowenig wie bisher die Ursachen für den plötzlichen Säuglingstod endgültig geklärt sind. Natürlich ist die SIDS-Häufigkeit auch einer gewissen Dynamik entsprechend der landesspezifischen Erfassungsmethoden unterworfen. Ein weiterer Unterschied besteht in der Art und Breite der Aufklärung über die bekannten Risikofaktoren für den plötzlichen Säuglings-

Tab. 1: Internationale Verteilung der SIDS-Häufigkeit 1998

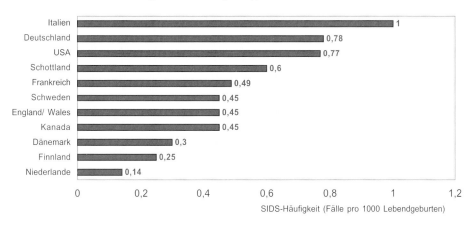

SIDS-Häufigkeit (Fälle pro 1000 Lebendgeburten)

tod in den verschiedenen Ländern (1). Dies läßt sich auch bei Zahlenvergleichen innerhalb Deutschlands nachvollziehen. In Tabelle 2 ist die SIDS-Häufigkeit in den einzelnen Bundesländern von 1990 bis 1999 zusammengefaßt worden und es zeichnet sich hier, wie auch in den folgenden Tabellen der einzelnen Jahre (Tabellen 3–7) ein deutlicher Unterschied zwischen den alten und den neuen Bundesländern ab.

Die neuen Bundesländer liegen generell in der SIDS-Häufigkeit auf tausend Lebendgeburten niedriger und würden einzeln gesehen international weiter vorn rangieren. So ist Sachsen-Anhalt mit 0,44 vor Sachsen mit 0,47 und Thüringen mit 0,49 der Spitzenreiter, während sich Bayern mit 0,85 und

Berlin mit 0,89 zwar im Mittelfeld befinden, aber schon fast eine doppelt so hohe SIDS-Häufigkeit haben. Das Schlußlicht bilden mit 1,40 Rheinland-Pfalz und mit 1,56 Nordrhein-Westfalen. Regional könnte ein Unterschied bestehen in der Art der öffentlichen Aufklärung über die Ursachen des plötzlichen Säuglingstodes. Auch die Weitergabe und die Einhaltung der Maßnahmen zur Vermeidung des plötzlichen Säuglingstodes dürften regional unterschiedlich sein (2). Daß in diesem Fall ausnahmslos die neuen Bundesländer besser sind, könnte auch noch ein „Überhang" aus DDR-Zeiten sein, als die Gesundheitsfürsorge und Prävention administrativer war und flächendeckend durchgesetzt wurde. Deshalb muß der Kenntnisstand des medizinischen Personals und der

Länder	SIDS-Fälle	Lebendgeburten	SIDS-Häufigkeit auf tausend Lebendgeburten
Sachsen-Anhalt	80	180073	0,44
Sachsen	139	293996	0,47
Thüringen	81	165954	0,49
Mecklenburg-Vorpommern	71	124226	0,57
Brandenburg	99	164681	0,60
Baden-Württemberg	912	1147610	0,79
Bayern	1112	1301854	0,85
Berlin	270	303442	0,89
Hessen	554	611607	0,91
Niedersachsen	804	828588	0,97
Saarland	101	101639	0,99
Schleswig-Holstein	310	283268	1,09
Bremen	78	65537	1,19
Hamburg	198	163856	1,21
Rheinland-Pfalz	575	410711	1,40
Nordrhein-Westfalen	2948	1895001	1,56

Tab. 2:
Übersicht der
SIDS-Häufigkeit
in Deutschland
von 1990–1999

Länder	SIDS-Fälle	Lebendgeburten	SIDS-Häufigkeit auf tausend Lebendgeburten
Mecklenburg-Vorpommern	6	9878	0,61
Sachsen	16	24004	0,67
Baden-Württemberg	76	112459	0,68
Brandenburg	10	13494	0,74
Hessen	45	59858	0,75
Niedersachsen	65	80994	0,80
Hamburg	13	15872	0,82
Saarland	8	9727	0,82
Sachsen-Anhalt	12	14568	0,82
Bayern	105	125995	0,83
Thüringen	12	13788	0,87
Bremen	6	6429	0,93
Schleswig-Holstein	27	27430	0,98
Rheinland-Pfalz	41	39684	1,03
Berlin	30	28648	1,05
Nordrhein-Westfalen	279	182393	1,53

Tab. 3:
SIDS-Häufigkeit in
Deutschland 1995

Länder	SIDS-Fälle	Lebendgeburten	SIDS-Häufigkeit auf tausend Lebendgeburten
Brandenburg	6	15140	0,40
Sachsen	14	27006	0,52
Mecklenburg-Vorpommern	6	11088	0,54
Sachsen-Anhalt	9	16152	0,56
Bayern	78	129376	0,60
Baden-Württemberg	73	114657	0,64
Thüringen	10	15265	0,66
Hessen	41	62391	0,66
Berlin	20	29905	0,67
Niedersachsen	68	83655	0,81
Schleswig-Holstein	24	28766	0,83
Saarland	10	9976	1,00
Hamburg	17	16594	1,02
Rheinland-Pfalz	42	40926	1,03
Nordrhein-Westfalen	264	188493	1,40
Bremen	10	6623	1,51

Tab. 4:
SIDS-Häufigkeit in
Deutschland 1996

Länder	SIDS-Fälle	Lebendgeburten	SIDS-Häufigkeit auf tausend Lebendgeburten
Thüringen	2	16475	0,12
Sachsen	9	29008	0,31
Mecklenburg-Vorpommern	4	12046	0,33
Sachsen-Anhalt	8	17194	0,47
Hessen	33	63124	0,52
Baden-Württemberg	62	116419	0,53
Brandenburg	9	16370	0,55
Niedersachsen	50	85907	0,58
Bayern	82	130517	0,63
Schleswig-Holstein	25	29080	0,86
Hamburg	15	16970	0,88
Saarland	9	9987	0,90
Bremen	6	6644	0,90
Berlin	30	30369	0,99
Rheinland-Pfalz	53	41677	1,27
Nordrhein-Westfalen	274	190386	1,44

Tab. 5:
SIDS-Häufigkeit in
Deutschland 1997

Länder	SIDS-Fälle	Lebendgeburten	SIDS-Häufigkeit auf tausend Lebendgeburten
Thüringen	4	16607	0,24
Sachsen-Anhalt	6	17513	0,34
Bremen	3	6360	0,47
Berlin	15	29612	0,51
Brandenburg	9	17146	0,52
Sachsen	16	30190	0,53
Bayern	72	126529	0,57
Baden-Württemberg	67	111056	0,60
Mecklenburg-Vorpommern	8	12246	0,65
Hessen	42	60567	0,69
Schleswig-Holstein	20	27729	0,72
Niedersachsen	63	82207	0,77
Rheinland-Pfalz	31	39639	0,78
Hamburg	13	16235	0,80
Saarland	8	9111	0,88
Nordrhein-Westfalen	225	182287	1,23

Tab. 6:
SIDS-Häufigkeit in
Deutschland 1998

Länder	SIDS-Fälle	Lebendgeburten	SIDS-Häufigkeit auf tausend Lebendgeburten
Mecklenburg-Vorpommern	2	12589	0,16
Sachsen	8	31383	0,25
Bremen	2	6096	0,33
Sachsen-Anhalt	6	18176	0,33
Brandenburg	7	17928	0,39
Thüringen	7	16926	0,41
Baden-Württemberg	48	107973	0,44
Bayern	65	123244	0,53
Hessen	32	58996	0,54
Niedersachsen	51	80483	0,63
Saarland	6	8941	0,67
Berlin	22	29856	0,74
Schleswig-Holstein	21	27351	0,77
Hamburg	13	16034	0,81
Rheinland-Pfalz	37	38190	0,97
Nordrhein-Westfalen	180	176578	1,02

Tab. 7:
SIDS-Häufigkeit in
Deutschland 1999

Bevölkerung mit einer breiten Informationskampange deutschlandweit verbessert werden.

Neben dem generellen Rückgang der SIDS-Häufigkeit können Schwankungen auch durch zu kleine Fallzahlen vorgetäuscht werden. Deshalb sollten der-

Tab. 8:
Übersicht der SIDS-Fälle in Sachsen von 1990–2000

Jahre	Sachsen	Chemnitz	Leipzig	Dresden
1990	7	0	5	2
1991	18	7	4	7
1992	21	5	9	7
1993	16	13	2	1
1994	15	6	4	5
1995	16	5	6	5
1996	13	6	4	3
1997	10	3	6	1
1998	16	10	4	2
1999	8	3	4	1
2000	14	2	6	6

artige Betrachtungen immer auf Kohorten von mindestens 100.000 Geburten bezogen werden. Diese zeigten sich bei so kleinen Absolutzahlen, wie in der Tabelle 8: SIDS-Fälle in Sachsen 1990 bis 2000.

Von 1990 bis 1995 schwankt sowohl die Gesamtzahl der SIDS-Fälle in Sachsen von 7–28 pro Jahr als auch in den Regierungsbezirken Dresden (zwischen 2–7), Leipzig (zwischen 2–9) und Chemnitz (zwischen 0–13) sehr stark. Von 1996–99 ist im Regierungsbezirk Dresden ein deutlicher Rückgang auf 3 bzw. 1 bzw. 2 bzw. 1 pro Jahr zu verzeichnen gewesen. Das Jahr 2000 bildet hoffentlich eine Ausnahme mit einer Erhöhung auf 6 SIDS-Fälle – oder könnte auch ein Hinweis darauf sein, daß die

Präventionsbemühungen ständig in Gang gehalten werden müssen.

Seit 1994 gibt es im Regierungsbezirk Dresden eine SIDS-Präventionskam-pange, die im Vergleich zu den beiden anderen Regierungsbezirken Leipzig und Chemnitz bis 1999 sehr wahrscheinlich eine deutlich niedrigere Sterberate erbrachte (Abb. 1).

Abb. 1: SIDS-Fälle in Sachsen von 1990–2000

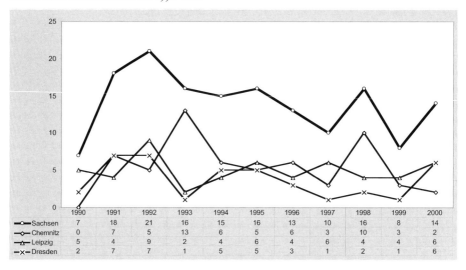

	1990	1991	1992	1993	1994	1995	1996	1997	1998	1999	2000
Sachsen	7	18	21	16	15	16	13	10	16	8	14
Chemnitz	0	7	5	13	6	5	6	3	10	3	2
Leipzig	5	4	9	2	4	6	4	6	4	4	6
Dresden	2	7	7	1	5	5	3	1	2	1	6

Abb. 2: Obduktionshäufigkeit in Sachsen von 1995–2000

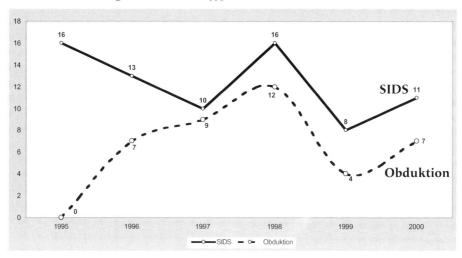

Zu diesem Zeitpunkt änderten wir den Fragebogen, ohne der breiten Basis (Pädiater, Gynäkologen und Hebammen) vorher entsprechende Informationen zukommen zu lassen. Es ist zu vermuten, daß damit die Akzeptanz dieser Informationsquelle deutlich sank und vielleicht auch die Sensibilität für die bekannten Risikofaktoren. Einschränkend kommt hinzu, daß die Zahlen sehr klein sind und der Beobachtungszeitraum zu kurz für weitergehende Schlußfolgerungen ist.

Ein zusätzliches Problem besteht in der Obduktionshäufigkeit (Abb. 2). Es ist nicht zu verstehen, daß bei dem derzeitigen Wissensstand der Mediziner bis zu 50 % der SIDS-Fälle nicht zur Obduktion kommen. Die Kosten für die Obduktion werden in Sachsen vom Ministerium für Soziales, Gesundheit, Jugend und Familie getragen. Deshalb sollte geprüft werden, ob für die Diagnose SIDS wieder eine Obduktionspflicht durchsetzbar ist. Die Obduktion ist wichtig für die Ursachenforschung und für die Möglichkeit, andere Todesursachen (z. B. Infektionen, Stoffwechselstörungen und Kindesmißhandlungen) ausschließen zu können. Für die Eltern wird es innerhalb der oft sehr langwierigen Trauerarbeit häufig Tage und Wochen später zum Problem, wenn die Obduktion nicht erfolgte. Obwohl es schwierig erscheinen mag, den Eltern unmittelbar nach einem solchen Ereignis die Notwendigkeit der Obduktion ihres Kindes zu erklären, sind die Eltern im Nachgang sehr dankbar, daß sie zur Zustimmung zur Obduktion ermuntert wurden.

LITERATUR/ QUELLEN

1. EINSPIELER C., KERBL R., KENNER T. (1997) Temporal disparity between reduction of cot deth and reduction of prone sleeping prevalence. **Early Hum Dev 49: 123–133**

2. KURZ R., KENNER T., POETS C. (Hrsg.): Der plötzliche Säuglingstod. **SpringerWienNewYork 2000**

3. STATISTISCHES LANDESAMT KAMENZ

4. STATISTISCHES BUNDESAMT Abteilung VIII A1

Kenntnisstand der Bevölkerung zu Fragen der SIDS-Prävention

Anja Abdel-Haq, Ekkehart Paditz, Dolores Friebel, Joachim Kugler; Dresden

Einleitung

Der plötzliche Säuglingstod ist ein Ereignis, das Kinder bis zum Alter von einem Jahr ohne Vorwarnung aus völliger Gesundheit heraus versterben läßt. Risikofaktoren sind bekannt, die tatsächlichen Ursachen sind unbekannt. Über welches Wissen verfügen die Eltern?

Methodik

Befragt wurden Eltern, die ihr Kind 1999 im Rahmen des damaligen Präventionsprogrammes des Regierungsbezirkes Dresden zur polysomnografischen Untersuchung im Schlaflabor der Universitäts-Kinderklinik untersuchen ließen. Befragungsinstrument war ein Teil eines strukturierten Fragebogens, in dem die Eltern die Antworten zu sechs Fragen ankreuzen konnten. Gefragt wurde nach:

– dem Wissen zum plötzlichen Säuglingstod.

– dem Umgang mit dem Thema plötzlicher Säuglingstod.

– dem Wissen zur Vorbeugung gegen den plötzlichen Säuglingstod.

– Angaben zu den Eltern (Alter, Ausbildung, Zahl ihrer Kinder und Wohngegend Stadt–Land).

– Außerdem waren uns die Indikation der Kinder für die Schlaflaboruntersuchung und die daraufhin eventuell veranlaßte Therapie bekannt.

Der Fragebogen wurde Mitte Oktober 2000 an 563 Eltern mit persönlichem Anschreiben geschickt. Die Eltern wurden gebeten, den Fragebogen anonym im bereits frankierten Umschlag für die Rückantwort an die Klinik zu schicken. Die Daten wurden mit der Statistik-Software SPSS ausgewertet. Bedeutsame (signifikante) Unterschiede zwischen Elterngruppen sind mittels u-Test ermittelt worden.

Ergebnisse

Von 563 angeschriebenen Familien antworteten uns 288 Eltern, einer Rücklaufquote von 51,1 % entsprechend.

94,8 % (273 von 288) der Eltern hatten schon vor der Geburt ihres 1998 oder 1999 geborenen Kindes etwas **vom plötzlichen Säuglingstod gehört** (vgl. Abb. 1).
Signifikante Unterschiede:
– Eltern des 1. Kindes (95,4 %) und des 4. Kindes (77,8 %); p = 0,014
– Eltern des 2. Kindes (96,1 %) und des 4. Kindes (77,8 %); p = 0,009

- Eltern der Altersgruppe 21–30 Jahre (96,9 %) und 31 und 40 Jahren (91,5 %); p = 0,041
- Eltern mit Hauptschulabschluss (84,6 %) und mit Abitur (96,6 %); p = 0,045

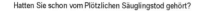
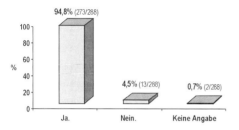

Abb. 1: Kenntnisstand von Eltern

ten SIDS seltener als zufälliges Ereignis (50 % zufällig – 41,3 % nicht zufällig) im Vergleich zu Eltern, deren Kind aufgrund eines akuten oder vorgeburtlichen Ereignisses im Schlaflabor untersucht wurde und ebenfalls ohne auffälligen Befund entlassen wurde – im Folgenden als Akutgruppe ohne Therapie bezeichnet – (64,9 % zufällig – 28,6 % nicht zufällig) (p = 0,039).
- Eltern des 2. Kindes (44,2 % zufällig – 45,5 % nicht zufällig) und Eltern des 3. Kindes (70,4 % zufällig – 22,2 % nicht zufällig); p = 0,022
- Eltern mit Hauptschulabschluss (84,6 % zufällig – 15,4 % nicht zufällig) und Eltern mit Abitur (51,0 % zufällig – 39,8 % nicht zufällig); p = 0,052

54,9 % (158 von 288 Eltern) dachten, dass der **plötzliche Säuglingstod zufällig** auftritt (vgl. Abb. 2).
Signifikante Unterschiede:
- Eltern, deren Kind durch den Fragebogen der Elterninformation zum plötzlichen Säuglingstod ins Schlaflabor bestellt wurde und ohne auffälligen Befund entlassen wurde – im Folgenden als Fragebogengruppe bezeichnet – betrachte-

54,2 % (156 von 288 Eltern) denken, der **plötzliche Säuglingstod ist beeinflussbar**, z. B. durch die Umwelt (vgl. Abb. 3).
Signifikante Unterschiede:
- Eltern mit Mittelschulabschluss (48,3 % beeinflussbar – 44,8 % nicht beeinflussbar) und Eltern mit Abitur (64,3 % beeinflussbar – 26,5 % nicht beeinflussbar); p = 0,004

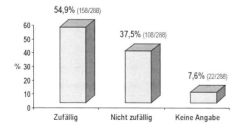

Abb. 2: Annahmen der Eltern

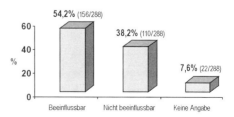

Abb. 3: Meinungen der Eltern

29,9 % (**86 von 288 Eltern**) kennen eine Familie, die **ein Kind** durch den plötzlichen Säuglingstod **verloren hat oder ist selbst durch dieses schreckliche Ereignis betroffen gewesen** (vgl. Abb. 4).
Signifikante Unterschiede:
– **Eltern des 1. Kindes (25,7 %) und Eltern des 3. Kindes (48,1 %); p = 0,019**
– Eltern des 1. Kindes (25,7 %) und Eltern des 4. Kindes (66,7 %); p = 0,008
– Eltern des 2. Kindes (28,6 %) und Eltern des 4. Kindes 66,7 %); p = 0,024

Kennen Sie eine Familie, die ein Kind durch SIDS verlor?

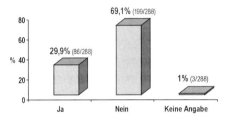

Abb. 4:
SIDS-Erfahrungen im Bekanntenkreis der Eltern

„Können Sie sich noch erinnern, welche der nachfolgenden Dinge zur Vorsorge gegen den plötzlichen Säuglingstod empfohlen werden?"

Zur Beantwortung dieser Frage konnten die Eltern sechs Punkte ankreuzen, die hier nach Häufigkeiten geordnet dargestellt werden:

Rang 1: **93,8** % (270 von 288 Eltern) „Baby nicht in Bauchlage schlafen lassen".
Signifikante Unterschiede:

– Eltern aus der Großstadt (96,9 %) und Eltern aus ländlicher Gegend (90,9 %); p = 0,054
– Eltern, die den plötzlichen Säuglingstod für beeinflussbar (98,1 %) und für nicht beeinflussbar (90,0 %) halten; p = 0,004

Rang 2: **83,7** % (241 von 288 Eltern) „Baby nicht in überhitzten Räumen schlafen lassen".
Signifikante Unterschiede:
– Eltern aus der Großstadt (89,9 %) und Eltern aus ländlicher Gegend (76,8 %); p = 0,007
– Eltern, die den plötzlichen Säuglingstod für beeinflussbar (90,4 %) und für nichtbeeinflussbar (78,2 %) halten; p = 0,006

Rang 3: **75,0** % (216 von 288 Eltern) „Nicht Rauchen in Babys Umgebung".
Signifikante Unterschiede:
– Eltern aus der Großstadt (80,6 %) und Eltern aus ländlicher Gegend (69,7 %); p = 0,057
– Eltern der Fragebogengruppe (80,0 %) und Eltern der Akutgruppe mit Therapie (62,7 %); p = 0,057
– Eltern, die den plötzlichen Säuglingstod für beeinflussbar (87,8 %) und für nicht beeinflussbar (58,2 %) halten; p < 0,001

Rang 4: **71,5** % (206 von 288 Eltern) „Nicht Rauchen während der Schwangerschaft".
Signifikante Unterschiede:
– Eltern aus der Großstadt (77,5 %) und Eltern aus ländlicher Gegend (64,6 %); p = 0,032

– Eltern, die den plötzlichen Säuglingstod für beeinflussbar (81,4 %) und für nichtbeeinflussbar (60,0 %) halten; p = 0,000

Rang 5: 60,1% (173 von 288 Eltern) „Baby Stillen"
Signifikante Unterschiede bei Eltern:
– der Fragebogengruppe (71,9 %) und Eltern der Akutgruppe ohne Therapie (50,6 %); p = 0,001
– der Fragebogengruppe (71,9%) und Eltern der Akutgruppe mit Therapie (37,3 %); p = 0,000
– die den plötzlichen Säuglingstod für beeinflussbar (72,4 %) und für nichtbeeinflussbar (41,8 %) halten; p = 0,000

Rang 6: 39,9 % (115 von 288 Eltern) „Baby im ersten Lebensjahr im Elternschlafzimmer schlafen lassen"
Signifikant unterschieden sich Eltern:
– des 1. Kindes (35,4 %) und Eltern des 2. Kindes (51,9 %); p = 0,014
– der Altersgruppe 21–30 Jahre (37,4 %) und Eltern über 40 Jahren (80,0 %); p = 0,055
– die den plötzlichen Säuglingstod für beeinflussbar (45,5 %) und für nichtbeeinflussbar (33,6 %) halten; p = 0,053

Zur Frage: **Was hat Ihnen im Umgang mit dem Thema plötzlicher Säuglingstod geholfen?** – gaben die Eltern an:

Rang 1: **77,8 %** (224 von 288 Eltern) – „Wir haben unser Kind genauer beobachtet"
Signifikante Unterschiede:

– Eltern aus der Großstadt (81,4 %) und Eltern aus ländlicher Gegend (67,7 %); p = 0,017
– Eltern aus einer kleineren Stadt (86,7 %) und Eltern aus ländlicher Gegend (67,7 %); p = 0,008

Rang 2: **53,1 %** (153 von 288 Eltern) – „Wir haben uns an die Empfehlungen auf der Elterninformation zum plötzlichen Säuglingstod gehalten"
Signifikante Unterschiede bei Eltern:
– aus der Großstadt (62,8 %) und Eltern aus ländlicher Gegend (38,4 %); p = 0,000
– einer kleineren Stadt (56,7 %) und Eltern aus ländlicher Gegend; p = 0,025
– der Fragebogengruppe (71,3 %) und Eltern der Akutgruppe (32,5 %); p = 0,000
– der Fragebogengruppe (71,3 %) und Eltern der Akutgruppe mit Therapie (27,5 %); p = 0,000
– mit Hauptschulabschluss (23,1 %) und Eltern mit Mittelschulabschluss (55,7 %); p = 0,023
– mit Hauptschulabschluss (23,1 %) und Eltern mit Abitur (54,1 %); p = 0,036
– die den plötzlichen Säuglingstod für beeinflussbar (63,5%) und für nichtbeeinflussbar (40,9 %) halten; p = 0,000

Rang 3: 42,7 % (123 von 288 Eltern) – „Wir haben mit dem Kinderarzt gesprochen."
Signifikante Unterschiede:
– Eltern aus der Großstadt (34,9 %) und Eltern aus einer kleineren Stadt (50,0 %); p = 0,049
– Eltern aus der Großstadt (34,9 %) und Eltern aus ländlicher Gegend (48,5 %); p = 0,039

Rang 4: **22,6 %** (65 von 288 Eltern) –
„Wir haben uns im Bekanntenkreis
ausgetauscht."
Signifikante Unterschiede:
– Eltern des 1. Kindes (29,1 %) und Eltern
des 2. Kindes (11,7 %); p = 0,003
– Eltern des 1. Kindes (29,1 %) und Eltern
des 3. Kindes (7,4%); p = 0,017

Rang 5: **21,9 %** (63 von 288 Eltern) –
„Wir haben uns zu diesem Thema in
den Medien informiert."
Signifikante Unterschiede bei Eltern:
– aus der Großstadt (18,6 %) und Eltern
aus ländlicher Gegend (7,1 %); p = 0,012

Rang 6: **12,5 %** (36 von 288 Eltern) –
„Wir haben uns zusätzlich Literatur
besorgt."

Rang 7: **4,2 %** (12 von 288 Eltern) –
„Wir haben das Thema ignoriert."
Signifikante Unterschiede:
– Eltern der Fragebogengruppe (1,3%)
und Eltern der Akutgruppe (9,1 %);
p = 0,003
– Eltern der Fragebogengruppe (1,3%)
und Eltern der Akutgruppe mit Therapie (5,9 %); p = 0,059
– Eltern mit Mittelschulabschluss (2,3 %)
und Eltern mit Abitur (8,2 %); p = 0,024

Diskussion

Die Rücklaufquote von 51 % bewerten
wir als gut, zumal es keine den Rücklauf
steigernden Faktoren, wie telefonische
Ankündigung der Befragung oder noch-
malige Nachfrage, gab. Unsere Stich-
probe läßt nur Aussagen über Eltern zu,
die sich intensiver mit dem Thema

plötzlicher Säuglingstod befaßt hatten,
da ihre Kinder im Rahmen des bisheri-
gen Präventionsprogramms im Schlaflabor untersucht wurden.

Der Anteil von 95 % der Eltern, die vom
plötzlichen Säuglingstod schon vor der
Geburt ihres Kindes gehört hatten, läßt
darauf schließen, daß dieses Thema bei
Eltern sehr gut bekannt ist. Wider
Erwarten wurde diese Angabe häufiger
von Eltern des 1. oder 2. Kindes gemacht
als von Eltern des 4. Kindes. Vermutlich
ist dies auf das Alter der Eltern und auf
den Bildungsstand der Eltern zurückzuführen; junge Eltern sind möglicherweise aufmerksamer hinsichtlich der
Aufnahme neuer Informationen, die in
den Medien angeboten werden, da noch
keine Erfahrungen mit eigenen Kindern
vorliegen. Die Volksweisheit, daß sich
Eltern um das erste Kind oft viel mehr
Gedanken machen, als um die folgenden Kinder – da nun schon Erfahrungen vorliegen – wird dadurch möglicherweise bestätigt.

Fast 2/3 der Eltern dachten, dass der
plötzliche Säuglingstod zufällig auftritt.
Damit schließen sie sich der Auffassung
von Experten an, dass es sich beim plötzlichen Säuglingstod um ein plötzliches,
unvorhersagbares und entsprechend
des derzeitigen Kenntnisstandes um ein
unerklärliches Phänomen handelt. Die
Tatsache, daß die Eltern von „Fragebo-
genkindern" seltener als die Eltern von
„Akutkindern" von einem zufälligen
Ereignis ausgehen, deutet möglicherweise darauf hin, daß der Fragebogen
eine gewisse Kausalität suggerierte.

Vorstellbar wäre folgende Schlußfolgerung der Eltern aus der Konfrontation mit dem Fragebogen: „Wenn so konkrete Fragen gestellt werden, weiß man sicher auch genau, warum SIDS auftritt".

Grundsätzlich gaben die knapp 2/3 der Eltern, welche den plötzlichen Säuglingstod für beeinflussbar halten, die sechs empfohlenen Vorsorgemöglichkeiten häufiger an, als die reichlich 1/3 der Eltern, die den plötzlichen Säuglingstod nicht für beeinflussbar halten.

Um Schwangere und Eltern noch stärker zu motivieren, die angebotenen Informationen aufzunehmen und sich darüber hinaus auch noch an die vorgeschlagenen Verhaltensregeln zu halten, müßten deshalb folgende zwei grundsätzliche Informationen vermittelt werden:

1. Die Ursache des SIDS ist bisher leider nicht bekannt.

2. Trotzdem gibt es aber klare Beweise, daß die Häufigkeit des SIDS durch die Eltern sehr stark beeinflußt werden kann. Etwa 90 % aller SIDS-Fälle können vermieden werden, wenn wir es schaffen, alle Eltern zu informieren und Verhaltensänderungen herbeizuführen. Insofern ist SIDS in 90 % der Fälle eine vermeidbare Erkrankung – obwohl wir die Ursache noch nicht genau kennen.

Die Empfehlung, das Baby nicht in Bauchlage schlafen zu lassen, war bei über 90 % der befragten Eltern angekommen.

4/5 der Eltern wußten, dass ein überhitzter Schlafraum dem Baby nicht gut tut. 3/4 der Eltern wußten, dass in Babys Umgebung nicht geraucht werden sollte. 71 % bzw. 75 % der Eltern wußten, daß Rauchen während der Schwangerschaft bzw. während des 1. Lebensjahres für ihre Kindern nicht gut ist. In ländlicher Gegend war dies nur zu 65 % bzw. 70 % bekannt. Eltern, die die SIDS-Häufigkeit nicht für beeinflußbar hielten, wußten über die Schädlichkeit des Rauchens im Zusammenhang mit dem plötzlichen Säuglingstod nur zu 60 % bzw. 58 % Bescheid. Diese Beobachtung weist nochmals darauf hin, daß Informationen offenbar stärker aufgenommen werden, wenn dafür eine Motivation im Sinne von „Ich kann etwas tun und stehe nicht völlig ohne Möglichkeit der Einflußnahme da".

Eltern, die ihr Kind auf Grund einer akuten medizinischen Indikation ins Schlaflabor gebracht hatten (=„Akutgruppe"), wußten nur zu 63% über die Schädlichkeit des Rauchens im Zusammenhang mit SIDS Bescheid. Eltern, die ihr Kind auf Grund der Fragebogenaktion zur Untersuchung gebracht hatten, wußten dagegen zu 80 % über die Schädlichkeit des Rauchens im Zusammenhang mit SIDS Bescheid. Daraus läßt sich aber nicht ohne Vorbehalt schlußfolgern, daß die Information über den Fragebogen besonders gut vermittelt wird, da theoretisch alle Eltern den Fragebogen in der Entbindungsklinik erhalten haben müßten. Vielmehr ist zu fragen, warum 37 % der Eltern aus er „Akutgruppe" nicht über den Zusammenhang von Rauchen und

SIDS Bescheid wußten, obwohl sie sicherlich auch den Fragebogen erhalten hatten.

Nur knapp 2/3 der von uns befragten Eltern wußten, dass Stillen zur Vorsorge gegen den plötzlichen Säuglingstod empfohlen wird. Da die Werte zwischen reichlich 70 % in der Fragebogengruppe (Fragebogen der Elterninformation zur Prävention des plötzlichen Säuglingstodes) und 37 % in der Akutgruppe mit Therapie auseinanderdriften und es keine weiteren deutlichen Unterschiede zwischen anderen Gruppen gibt, ist anzunehmen, dass Eltern aus den beiden Akutgruppen über die Bedeutung des Stillens hinsichtlich Prävention nicht so gut Bescheid wissen bzw. nicht stillen können oder wollen. Der Fragebogen dürfte damit dazu beigetragen haben, daß die Eltern annehmen, daß Stillen zur Senkung der SIDS-Häufigkeit beizutragen scheint.

Der Prozentsatz der Eltern, der sich an die Empfehlung erinnern kann, ihr Kind im 1. Lebensjahr im Elternschlafzimmer schlafen zu lassen, ist mit 40 % zu gering. Es zeigt sich aber, dass sich die Eltern mit zunehmendem Alter auf diese Empfehlung besinnen – reichlich 1/3 Eltern im Alter von 21–30 Jahren, bis 80 % der Eltern über 40 Jahre.

Bemerkenswert für den Umgang der Eltern mit dem plötzlichen Säuglingstod ist, dass sie, sensibilisiert durch die Kenntnis vom plötzlichen Säuglingstod, zuerst ihr Kind genauer beobachten.

Demnach halfen ihnen die Empfehlungen der Elterninformation zum plötzlichen Säuglingstod. Am häufigsten gaben dies die Eltern aus der Großstadt an, am wenigsten Eltern aus ländlicher Wohngegend. Auch nutzten nur halb so viele Eltern mit Hauptschulabschluss diese Quelle wie Eltern, die sich höher gebildet hatten.

Eine besondere Rolle beim Thema plötzlicher Säuglingstod scheint dem behandelnden Kinderarzt in kleineren Städten und in ländlicher Gegend zuzukommen. Die Hälfte der befragten, dort wohnenden Eltern wenden sich diesbezüglich an ihn.

Die Medien werden nur von knapp 1/4 der Eltern als Informationsquelle zum Thema plötzlicher Säuglingstod genutzt. Besonders gering ist dieser Prozentsatz bei Eltern aus ländlicher Gegend.

Interessant ist auch, dass 4 % der Eltern das Thema plötzlicher Säuglingstod für sich ignorierten und daß sich 2 % privat ein Überwachungsgerät kauften, um besser damit umgehen zu können.

Schlussfolgerungen

Aufgrund der Ergebnisse der von uns befragten Eltern kommen wir für zukünftige Präventionsprogramme zur Vorbeugung gegen den plötzlichen Säuglingstod zu folgenden Schlußfolgerungen:

1. Eltern, die schon mehrere Kinder bekommen haben, sollten in besonderem Maße über Fragen des gesunden

Babyschlafs und damit zur SIDS-Prävention informiert werden.

2. Die Informationen müssen so aufbereitet werden, daß sie Eltern aller Bildungsstufen erreichen. Dies betrifft insbesondere die Verständlichkeit der Informationen für Eltern, die einen Hauptschulabschluß haben. Außerdem müssen die Informationen so präsentiert werden, daß sie als interessant empfunden werden und damit überhaupt erst einmal zur Kenntnis genommen werden.

3. Eltern in ländlicher Wohngegend müssen ebenso erreicht werden, wie die Eltern aus der Großstadt. Ein wesentlicher Verstärker dieser Informationsübermittlung ist gerade im ländlichen Bereich der niedergelassene Kinderarzt. Die Medien wurden im ländlichen Bereich im Beobachtungszeitraum dagegen weniger als der Kinderarzt als Informationsquelle genutzt. (Offen bleibt, ob dies mit der Häufigkeit der Nutzung von öffentlichen Medien zusammenhängt – oder evtl. auch mit zu spärlichen Informationsangeboten zum Thema.)

4. Der Zusammenhang Rauchen (während der Schwangerschaft und während des ersten Lebensjahres in der Umgebung des Kindes) und SIDS muß wesentlich stärker als bisher vermittelt werden, da bis zu 40 % der befragten Eltern noch nichts von diesem Zusammenhang gehört hatten.

5. Die Stillpropaganda sollte auch im Zusammenhang mit der SIDS-Prävention verstärkt werden.

6. Die Empfehlung, „Baby im 1. Lebensjahr im Elternschlafzimmer schlafen lassen" muß stärker hervorgehoben werden, besonders bei jungen Eltern im Alter zwischen 21 und 30 Jahren sowie bei Eltern, die ihr 1. Kind bekommen.

7. Informationsmaterialien müssen generell auf der Grundlage des aktuellen wissenschaftlichen Kenntnisstandes erarbeitet werden, um Mißverständnisse zu vermeiden.

LITERATUR

PAKY F., KYTIR J.: Der plötzliche Kindstod im 20. Jahrhundert – Hypothesen, Dogmen, Holzwege. **Wiener klinische Wochenschrift** 2000; 112/5: 193–197

BAJANOWSKI T.: Der plötzliche Kindstod – Rechtsmedizinische Aspekte und Pathophysiologie. **Kinderkrankenschwester** 1998; 17: 237–239

HERTL M.: Der plötzliche Kindstod – Wie viel erklärt Verhaltensforschung, Psychoanalyse und Psychosomatik? **Kinderkrankenschwester** 2000; 19: 420–422

Kenntnisstand über Möglichkeiten der SIDS-Prävention bei niedergelassenen Kinderärzten, Frauenärzten und Hebammen in Sachsen

Sun Liping, Ekkehart Paditz, Anja Abdel-Haq, Joachim Kugler; Dresden

Einleitung

Hebammen, Schwestern und Ärzte haben eine wesentliche Vorbild- und Verstärkerfunktion innerhalb der Gesundheitserziehung und damit auch hinsichtlich der Weitergabe von Informationen zur Prävention des SIDS. Uns interessierte deshalb im Sinne einer Schwachstellenanalyse, wie der derzeitige Kenntnisstand von niedergelassenen Kinderärzten, niedergelassenen Frauenärzten und von Hebammen innerhalb des Freistaates Sachsen ist.

Methodik

Wir entwickelten einen Fragebogen mit insgesamt 19 Fragen (siehe Abb.1), in dem zwischen verschiedenen zutreffenden und auch nicht zutreffenden Antwortmöglichkeiten entschieden werden mußte. Dadurch sollte vermieden werden, daß suggestiv wirkende Fragen gestellt werden. Im Fragebogen wurde unterschieden nach Merkmalen,

– die den Antworter charakterisieren (Berufsgruppe, Regierungsbezirk etc.) sowie
– die den Kenntnisstand bezüglich der SIDS-Prävention erfassen.

Der Fragebogen wurde mit einem persönlichen Anschreiben an alle niedergelassenen Kinderärzte (n = 412), niedergelassenenen Frauenärzte (n = 498) und alle im Sächsischen Hebammenverband eingetragenen Hebammen aus dem stationären und niedergelassenen Bereich geschickt (n = 482), so daß insgesamt 1392 Fragebögen zum Versand kamen. Die Adressaten wurden gebeten, den Fragebogen innerhalb von vier Wochen und spätestens bis zum 17.8.2001 anonym an die Universitätskinderklinik der TU Dresden zurück zu schicken, da diese Zielgruppe bereits vorher zu einer Fortbildungsveranstaltung zu diesem Thema am 18.8.2001 eingeladen worden war. Das Porto der eingehenden Rückantwortschreiben wurde vom Empfänger getragen. (Dieses Detail erscheint wichtig, da die Rücklaufquote erfahrungsgemäß auch von Portokosten beeinflußt wird.)

Die Ergebnisse wurden in SPSS-Dateien eingetragen und statistisch ausgewertet. An dieser Stelle sollen erste Daten in Form von Häufigkeitsziffern vorgestellt werden.

Ergebnisse

Die Rücklaufquote lag bei 54,0 % (751/1392). Davon gingen 47,1 % (655/1392)

Abb. 1: Fragebogen zur Erfassung des Kenntnisstandes

Fragebogen zum Plötzlichen Säuglingstod

Sehr geehrte GynäkologInnen, sehr geehrte KinderärztInnen, liebe Hebammen und Geburtshelfer!

Ziel dieser Befragung ist, das Wissen unter Frauen- und Kinderärzten sowie bei Hebammen über Maßnahmen zur Vorbeugung des Plötzlichen Säuglingstodes zu ermitteln.
Mit dem Ausfüllen dieses Fragebogens erklären Sie sich bereit, an der Befragung über die Risikofaktoren für den Plötzlichen und unerwarteten Säuglingstod (SIDS) und über Präventionsmöglichkeiten mitzuwirken. **Dafür möchten wir Ihnen herzlich danken.**

Einige Hinweise zum Ausfüllen des Fragebogens
Wir bitten Sie um Verständnis dafür, dass wir aus Gründen der Einfachheit die weibliche Form der Anrede benutzen.
Lesen Sie bitte zu jeder Frage alle Antwortmöglichkeiten durch!
Bitte kreuzen Sie dann die zutreffende Antwort an!

1. Ich bin
(Zutreffendes bitte ankreuzen)
- ☐ GynäkologIn
- ☐ Pädiater
- ☐ Hebamme /Geburtshelfer
- ☐ Sonstige............

2. Ich bin in meinem Beruf tätig
(Zutreffendes bitte ankreuzen!)
- ☐ seit weniger als 1 Jahre
- ☐ zwischen 1 und 3 Jahre
- ☐ zwischen 3 und 5 Jahre
- ☐ zwischen 5 und 10 Jahre
- ☐ mehr als 10 Jahre

3. Ich werde von Eltern/ potentiellen Eltern zum SIDS befragt
(Zutreffendes bitte ankreuzen!)
- ☐ Überhaupt nicht.
- ☐ Wenig.
- ☐ Häufig.
- ☐ Sehr häufig.

4. Ich arbeite in Sachsens Regierungsbezirk
(Zutreffendes bitte ankreuzen!)
- ☐ Chemnitz
- ☐ Dresden
- ☐ Leipzig

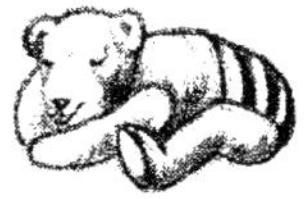

5. Ich wünsche mir für die Weitergabe meines Wissens über SIDS an Eltern/ potentielle Eltern folgende Unterstützung
(Mehrere Antworten möglich!)
- ☐ die Frage trifft nicht zu, ich möchte keine Informationen weitergeben
- ☐ Bekanntgabe von Informationsquellen zum SIDS
- ☐ Informationen/ Anleitungen zur Schulung von Eltern beim Umgang mit SIDS
- ☐ Zusätzlich............

6. Haben Sie früher schon einmal vom Plötzlichen Säuglingstod gehört?
(Bitte eine Antwort ankreuzen!)
- ☐ Ja.
- ☐ Nein.

7. Würden Sie gern über den aktuellen Kenntnisstand informiert werden?
(Bitte eine Antwort ankreuzen!)
- ☐ Ja.
- ☐ Nein.

8. Durch welche Medien würden Sie gern informiert werden?
(Mehrere Antworten möglich!)
- ☐ Wir möchten nicht informiert werden.
- ☐ Fachzeitschriften.
- ☐ Weiterbildungen.
- ☐ Internet.
- ☐ Fernsehen/Rundfunk.
- ☐ Tageszeitung.
- ☐ Informationsblätter für Ärzte/Hebammen

Wie würden Sie entscheiden, um dem Plötzlichen Säuglingstod vorzubeugen?

9. Die günstigste Schlafposition für Babys im ersten Lebensjahr ist:
(Bitte eine Antwort ankreuzen!)
- ☐ Bauchlage
- ☐ Rückenlage
- ☐ Seitenlage

10. Das Baby sollte im ersten Lebensjahr nachts
(Bitte eine Antwort ankreuzen!)
- ☐ im Bett der Eltern schlafen
- ☐ im eigenen Bettchen im Kinderzimmer schlafen
- ☐ im eigenen Bettchen im Schlafzimmer der Eltern schlafen

11. Baby's Matratze sollte im ersten Lebensjahr
(Bitte eine Antwort ankreuzen!)
- ☐ fest und einschichtig sein
- ☐ weich und mehrschichtig sein

12. In Baby's Bett sollte im ersten Lebensjahr
(Bitte eine Antwort ankreuzen!)
- ☐ ein Kopfkissen sein.
- ☐ eine Windel oder weiches Frotteetuch für das Köpfchen sein.
- ☐ keine Unterlage für das Köpfchen sein.

13. Baby's Zudecke sollte
(Bitte eine Antwort ankreuzen!)
- ☐ dünn und leicht, nicht über den Kopf zu ziehen sein.
- ☐ eine weiche und dicke Zudecke sein.

14. Im Zimmer, in dem Baby schläft, sollte eine Temperatur von
(Bitte eine Antwort ankreuzen!)
- ☐ 15 – 18°C sein
- ☐ 18 – 20°C sein
- ☐ 20 – 25°C sein

15. Die Überwärmung des schlafenden Säuglings kann man verhindern, wenn man
(Mehrere Antworten sind möglich!)
- ☐ ausreichend lüftet.
- ☐ eine leichte Zudecke wählt.
- ☐ ihm keinen Schlafsack gibt.
- ☐ ihm keine Handschuhe anzieht.
- ☐ ihm keine Kopfbedeckung anzieht.

16. Ob das Baby eine optimale Körpertemperatur zum Schlafen hat, erkennt man daran, dass
(Mehrere Antworten sind möglich!)
- ☐ Gesicht, Hände und gegebenenfalls Füße rosig und kühl sind.
- ☐ Gesicht, Hände und gegebenenfalls Füße rosig und warm sind.
- ☐ Gesicht, Hände und gegebenenfalls Füße rot und warm sind.
- ☐ Das Baby zwischen den Schulterblattern warm ist, ohne zu schwitzen.
- ☐ Das Baby zwischen den Schulterblattern warm ist und leicht schwitzt.

17. Die werdende Mutter sollte
(Bitte eine Antwort ankreuzen!)
- ☐ wenig rauchen
- ☐ nicht rauchen

18. Die Umgebung des Säuglings sollte
(Bitte eine Antwort ankreuzen!)
- ☐ wenig von Zigarettenrauch belastet sein.
- ☐ Rauchfrei sein.

19. Der Säugling
(Bitte eine Antwort ankreuzen!)
- ☐ sollte möglichst bis zum Alter von 6 Monaten gestillt werden
- ☐ kann schon zeitig Flaschennahrung bekommen

Vielen Dank für Ihre Mühe!

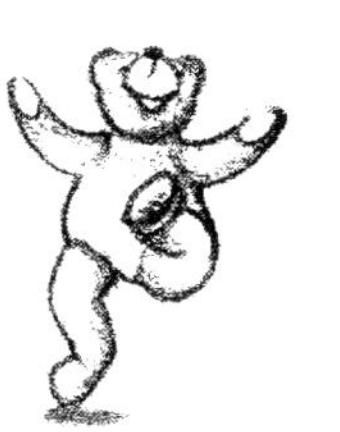

51

Fragebögen vor dem 18.8.2001 ein, während 6,9 % (96/1392) der Fragebögen erst nach diesem Datum ausgefüllt zurück geschickt wurden.

Aus den drei Regierungsbezirken Sachsens antworteten zwischen 48–58 % aller Adressaten. 52–67 % der niedergelassenen Kinderärzte schickten den Fragebogen zurück. Gynäkologen und Hebammen antworteten zu 48–54 % (siehe Tabelle 1).

99,5 % (747/751) der Befragten haben schon einmal vom Plötzlichen Säuglingstod gehört.

Nur 31,0 % (233/751) der befragten Hebammen und Ärzte betrachten die Rückenlage als die günstigste Schlafposition für Säuglinge im ersten Lebensjahr. Die Seitenlage wurde von 66,2 % (497/751) der Hebammen und Ärzte als günstigste Schlafposition eingeschätzt. Immerhin 1,3 % (10/751) der Befragten gaben an, daß sie die Bauchlage als günstigste Schlafposition von Säuglingen ansehen. Weitere 1,3 % (10/751) werten die Bauchlage und die Rückenlage als günstigste Schlafposition (s. Tabelle 2). Zwischen den einzelnen Regierungsbezirken bestanden diesbezüglich keine wesentlichen Unterschiede. Die Rücken-

Tab. 1: Rücklaufquote der Fragebögen

	Gynäkologen	Pädiater	Hebammen	gesamt
Dresden	100/185 (54.1%)	108/161 (67.1%)	119/217 (54.8%)	327/563 (58.7%)
Chemnitz	83/185 (44.9%)	87/144 (60.4%)	77/143 (53.8%)	247/472 (52.3%)
Leipzig	54/128 (42.2%)	56/107 (52.3%)	62/122 (50.8%)	172/357 (48.2%)
gesamt	239/498 (48.0%)	251/412 (60.9%)	261/482 (54.1%)	751/1392 (54.0%)

Tab. 2: Meinungen von Hebammen und Ärzten aus Sachsen (aufgeteilt nach Regierungsbezirken und nach Fachrichtungen)

Die günstigste Schlafposition für Babys im ersten Lebensjahr ist:

	Dresden	Chemnitz	Leipzig
Bauchlage	5 (1.5%)	3 (1.2%)	2 (1.2%)
Rückenlage	93 (28.4%)	80 (32.4%)	58 (33.7%)
Seitenlage	227 (69.4%)	158 (64%)	109 (63.4%)
Rückenlage/Seitenlage	2 (0.6%)	6 (2.4%)	2 (1.2%)

	Kinderärzte	Frauenärzte	Hebammen
Bauchlage	2 (0.8%)	6 (2.5%)	2 (0.8%)
Rückenlage	120 (47.8%)	47 (19.7%)	66 (25.3%)
Seitenlage	125 (49.8%)	185 (77.4%)	187 (71.6%)
Rückenlage/Seitenlage	4 (1.6%)	5 (1.9%)	2 (1.2%)

lage wurde in Dresden, Leipzig bzw. Chemnitz von 28,4 %, 33,7 % bzw. 33,6 % aller Adressaten als günstigste Schlafposition von Säuglingen favorisiert. 47,8 % der niedergelassenen Kinderärzte wußten über die Vorteile der Rückenlage Bescheid, während dies nur für 19,7 % der niedergelassenen Frauenärzte und für 25,3 % der Hebammen zutraf (Tabelle 2).

Über die Tatsache, daß in der Schwangerschaft möglichst nicht geraucht werden sollte, wußten allerdings 99,7 % (749/751) aller Befragten Bescheid. Nur 0,3 % (2/751) der Hebammen und Ärzte würden empfehlen, während der Schwangerschaft wenig zu rauchen.

In gleicher Weise war auch bekannt, daß in der Umgebung des Säuglings nicht geraucht werden sollte (99,7 % (749/751)).

96,5 % (725/751) aller Befragten würden gern über den aktuellen Kenntnisstand zur SIDS-Prävention informiert werden. Dabei werden folgende Medien bevorzugt:

– **Informationsblätter** für Ärzte und Hebammen **78,4 %** (589/751) (Kinderärzte: 64,5 %; Frauenärzte: 77,4 %; Hebammen 92,7 %)

– **Fachzeitschriften 66,6 %** (500/751) (Kinderärzte: 75,7 %; Frauenärzte: 53,1 %; Hebammen 70,1 %)

– **Weiterbildungen 41,0 %** (308/751) (Kinderärzte: 49,0 %; Frauenärzte: 27,2 %; Hebammen 46,0 %)

– **Internet 15,4 %** (116/751) (Kinderärzte: 10,4 %; Frauenärzte: 15,9 %; Hebammen 19,9 %)

– **Fernsehen und Rundfunk 10,3 %** (77/751) (Kinderärzte: 6,0 %; Frauenärzte: 6,7 %; Hebammen 17,6 %)

– **Tageszeitung 6,1 %** (46/751) (Kinderärzte: 2,8 %; Frauenärzte: 3,8 %; Hebammen 11,5 %).

Diskussion

Für eine postalische Fragebogenaktion ist die Rücklaufquote von 54 % als relativ günstig einzuschätzen. Ob ein Selektionsdruck und damit eine verzerrte Darstellung des wirklichen Kenntnisstandes der befragten Gruppe vorliegt, kann auf der Grundlage der vorhandenen Daten nicht beurteilt werden. Dennoch liefern diese Ergebnisse sehr wertvolle Informationen:

Über die Schädlichkeit des Rauchens während und nach der Schwangerschaft wissen nahezu alle niedergelassenen Hebammen, Kinderärzte und Frauenärzte Bescheid.
Bezüglich der Vorteile der Rückenlage als günstigste Schlafposition für Säuglinge bestehen aber deutliche Kenntnislücken.
Das Interesse an aktuellen Informationen zur Prävention des Plötzlichen Säuglingstodes besteht bei nahezu allen Befragten, die den Fragebogen zurück schickten. Interpoliert man diese Zahlen auf alle befragten Personen (n = 1392),

kann man sicher davon ausgehen, daß sich mindestens 52 % (725/1392) für derartige aktuelle Informationen interessieren.

Für weitergehende aktuelle Fortbildungen läßt sich ableiten, daß Informationsblätter, Fachzeitschriften und Weiterbildungen bevorzugt werden, während Internet, Presse, Rundfunk und Fernsehen für diese Zielgruppe zur Zeit bezüglich der Aufnahme medizinischer Fachinformationen eine untergeordnete Rolle zu spielen scheinen.

Schlußfolgerungen

Die vorliegenden Daten belegen sehr eindrucksvoll, wie wichtig derartige Erhebungen sind, um Kenntnislücken der entsprechenden Zielgruppen zu identifizieren und für gezielte Fortbildungen zu nutzen. Weiterhin wird deutlich, daß man nur durch konkrete Befragungen der gewünschten Zielgruppe ermitteln kann, welche Informationskanäle am aussichtsreichsten für die Fortbildung genutzt werden sollten. Schließlich stellen die vorliegenden Daten den Ausgangspunkt für Vergleichsuntersuchungen nach Beginn von Informationskampagnen dar.

Um mit ähnlicher Effizienz auch die eigentliche Zielgruppe innerhalb der Bevölkerung zu erreichen, sind ähnliche Messungen auch in dieser Gruppe erforderlich.

Wir danken Frau Sybille Peschel aus der Bibliothek der Universitäts-Kinderklinik der TU Dresden, Frau Kirsten Vorwerk, Frau Kathrin Schaff und Herrn Dr. Jens Kramer aus dem Sächsischen Staatsministerium für Soziales, Gesundheit, Jugend und Familie für die Unterstützung der Untersuchung.

Mütterliches Rauchen und Geburtsgewicht, Stillen, Infekte, Schwitzen und Blässe bei Säuglingen

Ute Maier, Dolores Friebel, Ekkehart Paditz; Dresden

Einleitung

Das im Regierungsbezirk Dresden seit 1994 existierende SIDS-Vorsorgeprogramm beinhaltete die Erfassung annehmbar SIDS-gefährdeter Säuglinge mittels Anamneseerhebung anhand eines Elternfragebogens, des sogenannten „Grazer SIDS-Risikofragebogens", und die Untersuchung dieser Säuglinge in einem Kinderschlaflabor. Der Risikofragebogen wurde in dieser Form bis 1999 an 21 beteiligten Entbindungskliniken ausgegeben. Die Untersuchung anamnestisch auffälliger Kinder erfolgte mittels Polysomnographie in den Schlaflaboren der Kinderkliniken Görlitz, Dresden-Neustadt, der Universitätskinderklinik Dresden, der Kinderklinik Bautzen und der Kinderklinik Zwickau.

Das mütterliche Rauch- und Stillverhalten, das Geburtsgewicht, die familiäre Neigung zu Infekten sowie Schwitzen und Blässe bei Säuglingen insbesondere im Schlaf waren wichtige anamnestische Faktoren, die uns im Rahmen der SIDS-Prävention interessierten. Wir erfaßten deren Häufigkeit anhand des SIDS-Risikofragebogens sowie bei stationärer Aufnahme der Säuglinge zur Untersuchung im Schlaflabor; außerdem untersuchten wir die aufgeführten Faktoren hinsichtlich untereinander bestehende Zusammenhänge.

Methodik

Grazer-SIDS-Risikofragebogen

Der Elternfragebogen setzte sich aus insgesamt 22 Fragen zur Familien-, Schwangerschafts-, Geburts- und Eigenanamnese des Säuglings zusammen und beleuchtete damit auch die Vorgeschichte hinsichtlich familiärer Infekte sowie auffälligem Schwitzen und Blässe im Schlaf. Die Eltern wurden gebeten, den Fragebogen nach Vollendung der vierten Lebenswoche auszufüllen und an eines der drei oben erwähnten Schlaflabore einzusenden. Die Auswertung des Fragebogens erfolgte durch den im Schlaflabor zuständigen Arzt. Bei folgender Konstellation der Fragenbeantwortung wurden die betreffenden Kinder zur Untersuchung in das Schlaflabor einbestellt:

– mindestens fünf der 22 Fragen waren mit „ja" beantwortet worden und/oder
– Auftreten eines Falles von Plötzlichen Kindstod in der Familie und/oder
– Verhaltensauffälligkeiten des Säuglings (z. B. Blässe, starkes Schwitzen).

Im Rahmen der stationären Aufnahme zur Polysomnographie wurde die Anamnese aktualisiert und die Angaben zum Rauchen, Stillen und das Geburtsgewicht ergänzt.

Untersuchungsgruppe

Insgesamt gingen 282 Säuglinge (134 Mädchen/148 Knaben), die im Rahmen des SIDS-Präventionsprogrammes im Zeitraum von Januar 1996 bis Dezember 1997 im Schlaflabor der Universitätskinderklinik Dresden polysomnographisch untersucht wurden, in unsere Studie ein. Von allen Säuglingen lag uns ein durch die Eltern ausgefüllter und hinsichtlich der oben genannten Kriterien auffälliger Risikofragebogen vor. Die Kinder waren allesamt reif (zwischen der vollendeten 37. und 42. Schwangerschaftswoche) mit einem eutrophen Geburtsgewicht (3450 ± 480 g) geboren worden, die Polysomnographie und damit die Aktualisierung der Anamnese erfolgte im mittleren Alter von 12 ± 3 Wochen. Kinder mit perinatalen Besonderheiten (Geburtsgewicht < 2500 g, Frühgeburtlichkeit) und/oder definierten Krankheitsbildern (z. B. Atemnotsyndrom, Herzfehler, Erbkrankheiten) wurden nicht in diese Auswertung einbezogen.

Ergebnisse

Häufigkeiten

22 % (63/282) der Mütter der von uns untersuchten Säuglinge, waren Raucherinnen. 96 % (271/282) der Mütter gaben an ihr Baby zu **stillen,** davon stillten 20 % (55/271) ihr Kind jedoch kürzer als vier Wochen, die mittlere Stilldauer betrug bis zum Zeitpunkt der Abfrage am Tag der Schlaflaboruntersuchung 9 ± 5 Wochen. Bei 22 % (62/282) der Kinder waren **familiäre Luftwegsinfekte** auffällig. 32 % (87/282) der Säuglinge zeig-

ten laut Angaben ihrer Eltern ein vermehrtes Schwitzen und 44 % (123/282) eine auffällige **Blässe** im Schlaf.

Mütterliches Rauchen und Geburtsgewicht

Die **Kinder rauchender Mütter wiesen ein signifikant niedrigeres Geburtsgewicht auf** als die Neugeborenen der Mütter, die angaben, nicht zu rauchen (p = 0,002). Das mittlere Geburtsgewicht betrug bei den Kindern der Raucherinnen 3300 g, bei den Kindern der Nichtraucherinnen 3500 g (Tabelle 1).

Tab. 1: Einfluß des Rauchens auf das Geburtsgewicht (p = 0,002)

	Mutter Raucherin (n = 63) $\bar{x} \pm$ SD (Median)	Mutter Nichtraucherin (n = 219) $\bar{x} \pm$ SD (Median)
Geburtsgewicht (g)	3300 ± 470 (3220)	3500 ± 470 (3490)

Mütterliches Rauchen und Stillen

Raucherinnen stillten ihr Kind seltener (p = 0,003) und über kürzere Zeit (p < 0,001) als Nichtraucherinnen. 89 % der Raucherinnen im Vergleich zu 98 % der Nichtraucherinnen stillten ihr Baby. Die mittlere Stilldauer betrug bei den Raucherinnen sechs Wochen, bei den Nichtraucherinnen zehn Wochen (Tab. 2). Kein signifikanter Zusammenhang fand sich zwischen dem mütterlichen Rauchen und der familiären Infektneigung, dem Schwitzen und auffälliger Blässe des Säuglings.

Tab. 2:
Einfluß des Rauchens auf die Stilldauer (p < 0,001)

	Mutter Raucherin (n = 63) x̄ ± SD (Median)	Mutter Nichtraucherin (n=219) x̄ ± SD (Median)
Stilldauer (Wochen)	6,0 ± 4,8 (4,0)	10,1 ± 4,3 (11,0)

Stillen und familiäre Luftwegsinfekte

Das Auftreten von **Infekten der Atemwege war in den Familien häufiger, deren Kinder nicht** (p = 0,02) oder **über kürzere Zeit** (p = 0,04) gestillt wurden (Tabelle 3). Während bei 55 % der Familien, deren Kinder nicht gestillt wurden, eine Häufung von Luftwegsinfekten vorkam, lag der Anteil bei den Familien, deren Kinder gestillt wurden, bei 20 %.

Tab. 3:
Länger gestillte Kinder haben weniger Infekte

	Häufung von Infekten (n=62) x̄ ± SD (Median)	keine Häufung von Infekten (n=220) x̄ ± SD (Median)
Stilldauer (Wochen)	7,9 ± 4,9 (9,0)	9,5 ± 4,6 (10,0)

Schlußfolgerung

Entsprechend des aktuellen wissenschaftlichen Kenntnisstandes ist bis heute kein medizinischer Diagnostikparameter bekannt, der eine Vorhersage des Plötzlichen Kindstodes erlaubt bzw. Hinweise für eine erhöhte SIDS-Gefähr-

dung eines Säuglings gibt. Die derzeitige Lösung liegt in der Primärprävention. Wesentliche Grundlage dafür sind Aufklärungskampagnen auf der Grundlage von vermeidbaren SIDS-Risikofaktoren, die sich aus entsprechenden Studien ableiten lassen. Zu diesen Risikofaktoren gehören auch das Rauchen in der Schwangerschaft und die Flaschenernährung versus Stillen im frühen Säuglingsalter.

Auch wenn wir dem Problem des Plötzlichen Kindstodes mit der Untersuchung der Kinder im Schlaflabor in pathophysiologischer Hinsicht nicht näher gekommen sind, haben wir durch den Elternfragebogen doch zumindest informiert und sensibilisiert. Der Anteil der Raucherinnen unter den Schwangeren bzw. jungen Müttern mit 22 % bestätigte epidemiologische Untersuchungen aus Deutschland. Bekannt ist, daß Kinder rauchender Schwangerer häufiger mit hypotrophem Geburtsgewicht geboren werden; interessant in unserer Untersuchung war, daß auch die laut Definition eutroph geborenen Säuglinge rauchender Schwangeren signifikant leichter waren als die Neugeborenen nicht rauchender Mütter.

Da wir die Raucherquote trotz der vermittelteten Information wahrscheinlich aber nicht beeinflußt haben (zumindest muß dies angenommen werden, da unsere Zahlen nicht von anderen Erhebungen abweichen), zeigt sich auch hier, daß Information über die Schädlichkeit des Rauchens auf der Grundlage eines Informationsblattes allein noch lange nicht zu Verhaltensänderungen führt.

Heidelberger Erfahrungen mit einem Baby-Beratungstelefon

Heiko Stute, Gifhorn

Einleitung

Leider hat es bis heute in Deutschland im Gegensatz zu einigen Nachbarländern keine offizielle bundesweite Aufklärungskampagne für die Öffentlichkeit zum Thema Plötzlicher Säuglingstod gegeben. Auf dem Hintergrund der noch immer hohen Inzidenz des Plötzlichen Säuglingstodes und der Erfolge von Aufklärungskampagnen im Ausland, sollte in einer einjährigen Pilotphase geprüft werden, ob ein regelmäßig stattfindendes Info-Telefon zum Thema Plötzlicher Säuglingstod die dringend notwendige Aufklärung über Präventionsmöglichkeiten unterstützen kann.

Methoden

In Zusammenarbeit mit Ärztinnen/Ärzten der Universitäts-Kinderklinik Heidelberg, der GEPS Baden-Württemberg und Medizintechnikern aus dem Rhein-Neckar-Gebiet wurde am 13. März 1997 das bundesweite Info-Telefon „Plötzlicher Säuglingstod" erstmalig freigeschaltet. Als Ziel hatte die Arbeitsgruppe vor Augen, mittels des Info-Telefons regelmäßig, aktuell und kompetent über das Phänomen „Plötzlicher Säuglingstod" zu informieren.
Das Info-Telefon war donnerstags (werktags) von 18.00 Uhr bis 19.00 Uhr unter der Servicenummer 0180-5 213 212 zu erreichen. Die zwei zur Verfügung stehenden Telefone wurden jeweils mit einer/einem Ärztin/Arzt und einem Mitglied der GEPS (Gesellschaft zur Erforschung des Plötzlichen Säuglingstodes) oder Fachleuten aus dem medizintechnischem Bereich besetzt. Folgende Angaben des Anrufers wurden anonym und freiwillig erfaßt:

– Postleitzahl, Geschlecht, Altersgruppe,
– Interessengruppe, woher die Info-Nummer in Erfahrung gebracht wurde,
– Schwerpunkt der gestellten Fragen,
– Auftreten des Plötzlichen Säuglingstodes in der Familie oder im weiteren Umfeld.

Ergebnisse

241 Beratungsgespräche mit einer durchschnittlichen Dauer bei 14 min fanden statt. Es riefen 203 Frauen (19–86 Jahre) und 38 Männer (22–54 Jahre) an. Der Gipfel der Altersverteilung, sowohl bei den Frauen als auch bei den Männern, lag zwischen 30–39 Jahren. Die meisten Anrufer waren Eltern (81,0 %), gefolgt von Ärztinnen/Ärzte (8,3 %), Großeltern (5,8 %) und schwangeren Frauen (3,7 %). Die meistgestellten Fragen bezogen sich auf die Risikofaktoren zum Plötzlichen Säuglingstod (44 %), auf die

Präventionsmöglichkeiten (41 %) und auf die häusliche Monitorüberwachung (13 %). 10 % der Anrufer waren selber SID-Betroffene. Ohne gezielt danach gefragt zu haben, gaben 11,6 % der nicht vom Plötzlichen Säuglingstod Betroffenen an, große Angst vor SID zu haben. Anhand der zahlreichen Anrufer im Verhältnis zu der begrenzten Beratungszeit von einer Stunde pro Woche und der breiten Altersverteilung konnte gezeigt werden, daß ein großes Interesse an der Problematik des Plötzlichen Säuglingstodes innerhalb der Bundesrepublik Deutschland besteht (Abb. 1).

85 % der Fragen bezogen sich schwerpunktmäßig auf die Risikofaktoren und Präventionsmaßnahmen. Eine wichtige Beobachtung war auch, daß das Interesse an mehr Informationen um das Thema Plötzlicher Säuglingstod sehr groß ist, die Zahl der Anrufe pro Woche aber eindeutig mit den von den Medien kostenlos gedruckten Anzeigen einher ging. Viele Eltern äußerten Bestürzung darüber, daß es so wenig kompetente Information zu diesem Thema gibt und daß auch ihr Kinderarzt meistens sehr wenig über dieses Krankheitsbild wußte.

Zusammenfassung

In den Beratungsgesprächen gelang es uns, die in der nationalen und internationalen Fachpresse aktuell abgefaßten Empfehlungen und Ergebnisse dem Anrufer zu vermitteln. Die Arbeitsgruppe erhielt auch ein Bild darüber, welche aktuellen Theorien bei Laien und Fachpersonal im Umlauf sind und konnte häufig mit neueren und aktu-

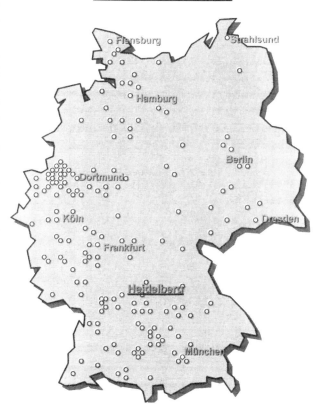

Abb. 1: Woher kamen die 241 Anrufe?

elleren Informationen helfen und beruhigen. Auch konnten häufig unbegründete Ängste abgebaut werden. Die Arbeitsgruppe kommt zu der Auffassung, daß ein regelmäßiges Informations-Telefon ein Instrumentarium präventiver Medizin ist und durchaus auch Anwendung in anderen Bereichen der Pädiatrie finden kann. Leider sind diese Dienste in der Regel nicht billig (hohe Kosten für Servicenummer), entsprechen keiner Kassenleistung und sind von Ehrenamtlichkeit und Engagement einzelner abhängig. Spenden für diese Art von Serviceleistung sind daher im Moment unabdingbar. Fehlende Spenden können die Existenz eines solchen Infoservice bedrohen.

Ausblick

In die Zukunft blickend ist die Arbeitsgruppe bestrebt, breitenwirksamer zu agieren und das Info-Telefon „Plötzlicher Säuglingstod" an mehreren Tagen in der Woche zur Verfügung zu stellen, indem z. B. die Servicenummer auch an anderen Zentren in Deutschland freigeschaltet wird. Wir hoffen damit möglichst häufig unbegründete Ängste zu reduzieren und Wissenslücken zu schließen.

Autoren

Anja Abdel-Haq
Wissenschaftliche Mitarbeiterin
Public Health/Qualitätsmanagement,
Klinik und Poliklinik für Kinder- und
Jugendmedizin der Medizinischen Fakultät
Carl Gustav Carus der TU Dresden
01307 Dresden, Fetscherstraße 74
Telefon (03 51) 4 58 34 70

Dr. med. Günther Berger
ehem. Chefarzt
Städtisches Klinikum Görlitz GmbH,
Klinik für Kinder- und Jugendmedizin
02828 Görlitz, Girbigsdorfer Straße 1–3

Brigitte Borrmann
Vorsitzende Sächsischer Hebammenverband e.V.
01309 Dresden, Rosa-Menzer-Straße 13
mail: brigitte.borrmann@gmx.de

Dr. med. Dolores Friebel
Arbeitsbereiche Neuropädiatrie und
Kinderschlaflabor,
Klinik und Poliklinik für Kinder- und
Jugendmedizin der Medizinischen Fakultät
Carl Gustav Carus der TU Dresden
01307 Dresden, Fetscherstraße 74

Dr. Hans Geisler
Staatsminister
Sächsisches Staatsministerium für Soziales,
Gesundheit, Jugend und Familie
01097 Dresden, Albertstraße 10

Prof. Dr. med. Dipl. Psych. Joachim Kugler
Lehrstuhl Gesundheitswissenschaften/
Public Health an der Medizinischen Fakultät
Carl Gustav Carus der TU Dresden
01307 Dresden, Fetscherstraße 74

Dr. med. Sebastian Keymer
Städtisches Klinikum Görlitz GmbH,
Klinik für Kinder- und Jugendmedizin
02828 Görlitz, Girbigsdorfer Straße 1–3
mail: keymer.sebastian@klinikum-goerlitz.de

Prof. Dr. med. Johann W. Kleemann
Institut für Rechtsmedizin der Universität Leipzig
04103 Leipzig, Johannisallee 28

Dr. med. Jens Kramer
Abteilung Gesundheitlicher Verbraucherschutz
und Veterinärwesen,
Sächsisches Staatsministerium für Soziales,
Gesundheit, Jugend und Familie
01097 Dresden, Albertstraße 10

Dipl.-Med. Birgit Lange
Kinderschlaflabor,
Kinderklinik, Städtisches Krankenhaus
Dresden-Neustadt
01129 Dresden, Industriestraße 40
Telefon (03 51) 8 56 25 10, Fax (03 51) 8 56 25 00
mail: Birgit.Lange@khdn.de

Dipl.-Psych. Peter Lindinger
Stabstelle Krebsprävention/Raucherberatung
Deutsches Krebsforschungszentrum (DKFZ)
Heidelberg
69120 Heidelberg, Im Neuenheimer Feld 280
Telefon (0 62 21) 42 30 09, Fax (0 62 21) 42 30 20
mail: p.lindinger@dkfz-heidelberg.de

Dipl.-Med. Sun Liping
Forschungsbereich Public Health an der
Medizinischen Fakultät Carl Gustav Carus
der TU Dresden
01307 Dresden, Fetscherstraße 74

Dipl.-Med. Ute Maier
Arbeitsbereich Hämatologie und
Onkologie/Kinderpoliklinik,
Klinik und Poliklinik für Kinder- und
Jugendmedizin der Medizinischen Fakultät
Carl Gustav Carus der TU Dresden
01307 Dresden, Fetscherstraße 74

Priv.-Doz. Dr. med. habil. Ekkehart Paditz
Vorsitzender Schlafmedizin Sachsen e. V.
Arbeitsbereiche Kinderpoliklinik und
Kinderschlaflabor,
Klinik und Poliklinik für Kinder- und
Jugendmedizin der Medizinischen Fakultät
Carl Gustav Carus der TU Dresden
01307 Dresden, Fetscherstraße 74
Telefon (03 51) 4 58 31 60, Fax (03 51) 4 58 43 99
mail: Ekkehart.Paditz@mailbox.tu-dresden.de

Prof. Dr. med. habil. Christian F. Poets
Pädiatrische Pneumologie und Neonatologie,
Universitätskinderklinik,
Medizinische Hochschule Hannover
30625 Hannover, Carl-Neuberg-Straße 1
mail: poets.christian@mh-hannover.de

Dr. med. Martina Pötschke-Langer
Leiterin Stabsstelle Krebsprävention
Deutsches Krebsforschungszentrum (DKFZ)
Heidelberg
69120 Heidelberg, Im Neuenheimer Feld 280
Telefon (0 62 21) 42 30 07; 42 30 08,
Fax (0 62 21) 42 30 20
mail: M.Poetschke-Langer@dkfz-heidelberg.de

Kathrin Schaff
MPH, Abteilung Gesundheitlicher
Verbraucherschutz und Veterinärwesen,
Sächsisches Staatsministerium für Soziales,
Gesundheit, Jugend und Familie
01097 Dresden, Albertstraße 10
Telefon (03 51) 5 64 55 93, Fax (03 51) 5 64 57 70
mail: Kathrin.Schaff@sms.sachsen.de

Dipl.-Med. Stefan Scharfe
Kinderarztpraxis
01307 Dresden, Thomaestraße 58
Telefon/Fax (03 51) 4 42 58 54
mail: Stefan_Scharfe@web.de

Dr. med. Heiko Stute
Kreiskrankenhaus im Grünen,
Kinder- und Jugendklinik
38518 Gifhorn, Bergstraße 30
Telefon (0 53 71) 87 18 01, Fax (0 53 71) 87 18 08
mail: heiko_stute@gmx.de, heiko_stute@web.de

Arbeitsgruppe „SIDS-Prävention in Sachsen"
(Adressen siehe Autorenliste)

PD Dr. med. Ekkehart Paditz
Dipl.-Med. Birgit Lange, Dresden
Dr. med. M.-Sebastian Keymer, Görlitz
Dipl.-Med. Stefan Scharfe, Dresden
Brigitte Borrmann, Dresden
Prof. Dr. med. Dipl. Psych. Joachim Kugler, Dresden
Prof. Dr. med. Johann W. Kleemann, Leipzig
Kathrin Schaff, MPH, Dresden
Dr. med. Jens Kramer, Dresden